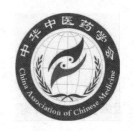

团 体 标 准

T/CACM 1075—1078—2018

中医治未病技术操作规范（一）

2018-09-17 发布

2018-11-15 实施

中华中医药学会 发布

图书在版编目（CIP）数据

中医治未病技术操作规范（一）／中华中医药学会编 . —北京：中国中医药出版社，2019.1
ISBN 978 - 7 - 5132 - 5060 - 3

Ⅰ . ①中… Ⅱ . ①中… Ⅲ . ①中医药学 - 预防医学 - 技术操作规程 Ⅳ . ①R211 - 65

中国版本图书馆 CIP 数据核字（2018）第 137433 号

中华中医药学会
中医治未病技术操作规范
T/CACM 1075—1078—2018

*

中 国 中 医 药 出 版 社 出 版
北京市朝阳区北三环东路 28 号易亨大厦 16 层
邮政编码 100013
网址 www.cptcm.com
传真 010-64405750
三河市同力彩印有限公司印刷
各地新华书店经销

*

开本 880×1230 1/16 印张 7.5 字数 213 千字
2019 年 1 月第 1 版 2019 年 1 月第 1 次印刷

*

书号 ISBN 978 - 7 - 5132 - 5060 - 3 定价 70.00 元

*

如有质量问题请与本社出版部调换
版权专有 侵权必究
社长热线 010 64405720
读者服务部电话 010 64065415 84042153
书店网址 csln.net/qksd/

目　次

ICS 11.120
C 05

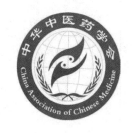

团　体　标　准

T/CACM 1075—2018

中医治未病技术操作规范
艾　灸

Technique specifications for treating *weibing* in Chinese medicine
Moxibustion

2018-09-17 发布　　　　　　　　　　　　　　2018-11-15 实施

中 华 中 医 药 学 会　发布

前　言

本规范按照 GB/T 1.1—2009 给出的规则起草。

本规范代替了 ZYYXH/T 174—2010《中医养生保健技术操作规范　艾灸》，与 ZYYXH/T 174—2010 相比主要技术变化如下：

——删除了先前版本的技术内容：

作用和适应范围（见 ZYYXH/T 174 –2010）；

——增加了新的技术内容：

规范性引用文件（见 2）；

施术前准备（见 4.1）；

艾炷灸法（见 4.2.3）；

温灸器灸法（见 4.2.4）；

治未病常用间接灸（见附录 A）；

艾灸治未病临床推荐方案（见附录 B）；

不同体质艾灸养生保健推荐方案（见附录 C）；

——修改了先前版本中的技术内容：

范围（见 1）；

术语和定义（见 3）；

施术方法（见 4.2）；

施术后处理（见 4.3）；

注意事项（见 5）。

本规范由中华中医药学会提出并归口。

本规范主要起草单位：首都医科大学附属北京中医医院、安徽中医药大学第一附属医院。

本规范参与起草单位：江西中医药大学附属医院、河北省中医院、湖南中医药大学第一附属医院、重庆市中医院、北京中医药大学东直门医院、北京中医药大学附属护国寺中医医院、辽宁中医药大学附属医院、济南市中医医院、杭州市红十字会医院、黑龙江省中医药科学院。

本规范主要起草人：王麟鹏、杨骏、张涛、李彬、刘存志、赵因、逄逸辰。

本规范参与起草人：周炜、海英、冯树军、金亚蓓、白妍、付勇、章薇、袁军、王竹行、王军。

本规范专家组成员：郭义、陈泽林、赵雪、李桂兰、翟伟、王金贵、郭永明、王红、孟向文、潘兴芳、史丽萍、汤毅、房纬、高希言、谭亚芹、吴焕淦、杨华元、杨永清、东贵荣、贾春生、陈跃来、刘堂义、方剑乔、杨骏、高树中、齐瑞、吴强、石现、孙建华、倪光夏、何丽云、王频、车戬、陈以国、裴景春。

引　言

　　本规范是我国用于指导和规范中医艾灸疗法在治未病应用中操作的规范性文件。编写和颁布本规范的目的在于为目前各级各类医院及医疗保健机构提供艾灸疗法治未病技术临床操作的规范，指导相关医师及技师正确使用中医艾灸疗法防治疾病，使中医艾灸疗法应用更加规范化、更具安全性，从而使之更好地为广大民众的健康服务。

　　本规范是根据中医艾灸疗法的临床优势，在已发布的 ZYYXH/T 174—2010《中医养生保健技术操作规范　艾灸》的基础上，针对特定临床情况，参照古代文献、名医经验以及现代最佳临床研究证据，结合受术者价值观和意愿，系统研制帮助临床医生和受术者做出恰当选择的指导性意见。

　　本规范制定的总体思路是：在中医艾灸疗法治未病实践与临床研究的基础上，遵循循证医学的理念与方法，将国际公认的证据质量评价与推荐方案分级的规范，与古代文献证据、名老中医专家临床证据相结合，形成标准初稿，并将临床研究证据与大范围专家共识性意见相结合，制定出能确保艾灸疗法的临床疗效和安全性，能够有效指导临床实践的指导性意见。

　　本规范推荐方案的证据等级主要采用世界卫生组织（WHO）等推荐的 GRADE（Grading of recommendations assessment, development and evaluation）系统，即推荐分级的评价、制定与评估的系统，其中推荐等级分为强推荐与弱推荐两级。强推荐的方案是估计变化可能性较小、个性化程度低的方案，而弱推荐方案则是估计变化可能性较大、个性化程度高、受术者价值观差异大的方案。对于缺乏随机对照临床研究证据或缺乏文献支持的疾病预防推荐方案，采用 2001 年国际感染论坛（ISF）提出的 Delphi 分级标准。本规范推荐方案仅将目前获取到的最新证据以附录形式列在操作规范后面，供使用者参考。

中医治未病技术操作规范　艾灸

1　范围

本规范规定了艾灸相关的术语和定义、操作步骤与要求、注意事项与禁忌。

本规范适用于对各级各类医院及医疗保健机构进行艾灸疗法治未病操作的规范管理，指导相关医师及技师正确使用中医艾灸疗法防治疾病。个人自行进行艾灸疗法防治疾病，也可以此作为参考。

2　规范性引用文件

下列文件中的条款通过本规范的引用而成为本规范的条款。凡是注日期的引用文件，仅所注日期的版本适用于本规范。凡是不注日期的引用文件，其最新版本适用于本规范。

GB/T 12346—2006　腧穴名称与定位

GB/T 16751.3—1997　中医临床诊疗术语 治法部分

GB/T 21709.1—2008　针灸技术操作规范 第1部分：艾灸

GB/T 30232—2013　针灸学通用术语

GB/T 33415—2016　针灸异常情况处理

WS 310.2—2009　医院消毒供应中心 第2部分：清洗消毒及灭菌技术操作规范

ZYYXH/T 157—2009　中医体质分类与判定

3　术语和定义

GB/T 21709.1—2008、GB/T 30232—2013 中确立的以下术语和定义适用于本规范。为了便于使用，以下重复列出 GB/T 21709.1—2008，GB/T 30232—2013 中的某些术语和定义。

3.1

艾灸调养 Regulating by moxibustion

选用某些燃烧材料，熏灼或温熨体表一定部位，借助材料的药力与火的热力给机体以温热刺激，通过经络腧穴作用，调整脏腑功能，达到防病治病、强身健体目的的一种常用养生疗法。

3.2

艾绒 Moxa floss

艾叶经加工制成的淡黄色细软绒状物。

［GB/T 21709.1—2008，定义3.2］

3.3

艾炷 Moxa cone

用手工或器具将艾绒制成的小圆柱或圆锥体。每燃一个艾炷，称灸一壮。

3.4

艾条 Moxa stick

用艾绒卷成的圆柱形长条，根据艾绒内是否添加其他药物，一般分为清艾条和药艾条。

［GB/T 21709.1—2008，定义3.3］

3.5

直接灸 Direct moxibustion

用艾炷直接放在穴位上施灸的方法，根据刺激量的不同分为化脓灸和非化脓灸，从而起到预防疾病或养生保健的作用。

3.6

间接灸 Indirect moxibustion

艾炷与施灸部位皮肤之间衬隔物品的灸法，又称为隔物灸。

3.7

温针灸 Warming needling

毫针留针时在针柄上置以艾绒（艾团或艾条段）施灸，是针刺与艾灸结合应用的方法。

［GB/T 21709.1—2008，定义3.5］

3.8

温灸器 Moxa burner

专门用于施灸的器具。目前临床常用的温灸器有灸架、灸筒和灸盒等。

［GB/T 21709.1—2008，定义3.8］

3.9

铺灸 Snake-like moxibustion

将大蒜或生姜适量，去皮捣成泥糊状，平铺于脊柱（从大椎至腰俞）上，宽厚各约6mm，上置艾炷或艾绒点燃施灸的方法，又称为长蛇灸。

［GB/T 30232—2013，定义6.3.11.6］

3.10

热敏灸 Thermal moxibustion

采用点燃的艾条悬灸于腧穴上方，激发透热、扩热、传热、局部不（微）热远部热、表面不（微）热深部热、非热觉等热敏灸感和经气传导，并施以个体化的灸量。

3.11

晕灸 Fainting during moxibustion treatment

受术者在接受艾灸治疗过程中发生晕厥的现象。表现为突然出现头晕目眩、面色苍白、恶心呕吐、汗出、心慌、四肢发凉、血压下降等症状。重者出现神志昏迷、跌扑、唇甲青紫、二便失禁、大汗、四肢厥逆、脉微欲绝。

［GB/T 30232—2013，定义6.3.26］

4 操作步骤与要求

4.1 施术前准备

4.1.1 灸材选择

a）艾条灸应选择合适的清艾条或药艾条，检查艾条有无霉变、潮湿，包装有无破损。

b）艾炷灸应选择合适的纯艾绒，检查艾绒有无霉变、潮湿。

c）间接灸应准备好所选用的药材，检查药材有无变质、发霉、潮湿，并适当处理成合适的大小、形状、平整度、气孔等。

d）温灸器灸应选择合适的温灸器，如灸架、灸筒、灸盒等。

e）准备好火柴或打火机、线香、纸捻等点火工具，以及治疗盘、弯盘、镊子、灭火管等辅助用具。

4.1.2 穴位选择及定位

a）根据病症选取适当的穴位或治疗部位。

b）穴位的定位应符合GB/T 12346—2006的规定。

4.1.3 体位选择

可采取卧位或坐位，应以体位自然，肌肉放松，施灸部位明显暴露，艾炷放置平稳，燃烧时火力集中，热力易于深透肌肉为准。同时应便于术者正确取穴，方便操作，受术者能坚持施灸治疗全过程。

4.1.4 环境要求

环境应保持通风，避免艾烟过浓，可配合使用艾灸排烟装置。应注意环境清洁卫生，避免污染。

环境温度适宜（约26℃），勿过热过寒。

4.1.5 受术者准备

艾灸前受术者不可过饱或过饥，并要保持心情平静舒缓，可适当准备温开水，灸后适量饮水以利于代谢物排出。

4.1.6 消毒

4.1.6.1 针具消毒

应用温针灸时所选用的针具可选择压力蒸汽灭菌。压力蒸汽灭菌应符合WS 310.2—2009的规定。建议选择一次性无菌针具。

4.1.6.2 部位消毒

应用温针灸时所采用的针刺部位可用含75%乙醇或0.5%～1%碘伏的棉球在施术部位由中心向外做环形擦拭。强刺激部位宜用含0.5%～1%碘伏棉球消毒。

4.1.6.3 术者消毒

术者双手应用肥皂水清洗干净，再用含75%乙醇棉球擦拭。

4.2 施术方法

4.2.1 艾条灸法

4.2.1.1 悬起灸法

术者手持艾条，将艾条的一端点燃，直接悬于施灸部位之上，与之保持一定距离，使热力较为温和地作用于施灸部位。分为温和灸、回旋灸、雀啄灸。

4.2.1.1.1 温和灸

将艾条燃着端悬于施灸部位上距皮肤2～3cm处，灸至受术者有温热舒适无灼痛的感觉、皮肤稍有红晕者为温和灸。一般每穴灸10～15分钟，1～2次/天。

4.2.1.1.2 回旋灸

将艾条燃着端悬于施灸部位上距皮肤2～3cm处，左右往返移动或反复旋转进行灸治，移动范围约3cm，使皮肤有温热感而不至于灼痛者为回旋灸。一般每穴灸20～30分钟，1～2次/天。

4.2.1.1.3 雀啄灸

将艾条燃着端悬于施灸部位上距皮肤2～3cm处，对准穴位，上下移动，使之像鸟雀啄食样，一起一落，忽近忽远的施灸为雀啄灸。一般每穴灸10～15分钟，1～2次/天。

4.2.1.2 实按灸法

艾条的选用参见GB/T 21709.1—2008附录A。

在施灸部位上铺设5～10层棉纸、纱布或棉布。取艾条两支，均点燃一端，将其中一支作为备用。术者以握笔状手持艾条，将艾条的一端点燃，艾条燃着端对准施灸部位，按压在棉纸、纱布或棉布上，停留1～2秒，使药气、热力透达皮肤深部。待受术者感到按灸局部灼烫、疼痛不可忍时，提起艾条，待灼烫感或疼痛减轻后再行按压。若操作中艾火熄灭，可取预先点燃的备用艾条迅速接替施灸，如此反复。施术结束后移去艾条和铺设的纸和布，以施灸部位皮肤出现红晕为度。每次每穴可按3～7次，每日或隔日1次。

4.2.2 温针灸法

选取长度在1.5寸（0.30mm×40mm）以上的毫针，在选定的腧穴上针刺。

毫针刺入穴位得气并施行适当的补泻手法后，在留针过程中将2～3g纯艾绒包裹于毫针针柄顶端捏紧成团状，或将1～3cm长短的艾条段套插在针柄上，从下方点燃施灸。待艾绒或艾条燃尽无热度后除去灰烬。艾灸结束，将针取出。每次灸20～30分钟，每日或隔日1次。

注：操作过程中，艾绒或艾条应距受术者皮肤2～3cm。建议在艾绒或艾条与受术者皮肤间垫硬纸板等间隔物以防艾灰脱落烫伤皮肤。

4.2.3 艾炷灸法

4.2.3.1 艾炷规格

4.2.3.1.1 小炷

重约 0.5g，相当于中炷的 1/2，炷底直径与炷高大致相等，常置于穴位或病变部灼烧，以作直接灸用。

4.2.3.1.2 中炷

重约 1g，炷高 1cm，炷底直径约 1cm，常作间接灸用。

4.2.3.1.3 大炷

重 2g，相当于中炷的 1 倍，炷底直径与炷高大致相等，常作间接灸用。

4.2.3.2 艾炷制作过程

4.2.3.2.1 手工制作法

小炷可先将纯艾绒搓成大小合适的艾团，夹在左手拇、食指指腹之间，食指在上，拇指在下，再用右手拇、食指将艾团向中央挤压，将球形艾团压缩成上尖下平之三棱形艾炷，随做随用。中炷、大炷则须将纯艾绒置于平板上，用拇、食、中三指边捏边旋转，将艾绒捏成上尖下平的圆锥体。要求搓捏紧实，能放置平稳，耐燃而不易松散。艾炷大小可随治疗需要而定。

4.2.3.2.2 艾炷器（艾炷模具）制作法

艾炷器（艾炷模具）中铸有锥形孔洞，将纯艾绒放入艾炷器孔洞中，用尺寸适于压入孔洞的圆棒，插入填有艾绒的艾柱器孔洞内，将艾炷器内的艾绒紧压成圆锥体，倒出即成艾炷。

4.2.3.3 直接灸法

首先在穴位皮肤局部可以先涂增加黏附或刺激作用的液汁，如大蒜汁、凡士林、甘油等，然后将艾炷粘贴其上，自艾炷尖端点燃艾炷。可分为非化脓灸法（无瘢痕灸）和化脓灸法（瘢痕灸）两类：

4.2.3.3.1 无瘢痕灸

在艾炷燃烧过半，局部皮肤潮红、灼痛时术者即用镊子移去艾炷，更换另一艾炷，连续灸足应灸的壮数。根据情况一般每穴可灸 3~7 壮，每日或隔日一次。此法刺激量轻且灸后不引起化脓，不留瘢痕，又称为非化脓灸法。

4.2.3.3.2 瘢痕灸

在艾炷燃烧过半，局部皮肤潮红、灼痛时术者用手在施灸穴位的周围轻轻拍打或抓挠，以分散受术者注意力，减轻施灸时的痛苦。待艾炷燃毕，即可以另一艾炷粘上，继续燃烧，直至灸足应灸的壮数。根据情况一般每穴可灸 3~7 壮，瘢痕灸一次间隔 6~10 天。此法刺激量重，局部组织经灸灼后产生无菌性化脓现象（灸疮）并留有瘢痕，又称为化脓灸法。

4.2.3.4 间接灸法

将选定备好的中药材置放于施灸处，再把艾炷放在药材上，自艾炷尖端点燃艾炷；艾炷燃烧至局部皮肤潮红，受术者有痛觉时，可将间隔药材稍许上提，使之离开皮肤片刻，旋即放下，再行灸治，反复进行。需刺激量轻者，在艾炷燃至 2/3 时即移去艾炷，或更换另一艾炷续灸，直至灸足应灸的壮数；需刺激量重者，在艾炷燃至 2/3 时术者可用手在施灸穴位的周围轻轻拍打或抓挠，以分散受术者注意力，减轻施灸时的痛苦，待艾炷燃毕，再更换另一艾炷续灸，直至灸足应灸的壮数。根据情况一般每穴可灸 3~7 壮。治未病常用间接灸（参见附录 A）。

4.2.4 温灸器灸法

4.2.4.1 灸架灸法

将艾条点燃后插入灸架顶孔，对准穴位固定好灸架；术者或受术者可通过上下调节插入艾条的高度以调节艾灸温度，以受术者感到温热略烫可耐受为宜；灸毕移去灸架，取出艾条并熄灭。根据情况一般每穴可灸 15~60 分钟，1~2 次/天。灸架参见 GB/T 21709.1—2008 附录 C。

4.2.4.2 灸筒灸法

首先取出灸筒的内筒，装入艾绒后安上外筒，点燃内筒中央部的艾绒，放置室外，待灸筒外面热烫而艾烟较少时，盖上顶盖取回。医生在施灸部位上隔8~10层棉布或纱布，将灸筒放置其上，以受术者感到舒适，热力足而不烫伤皮肤为宜；灸毕移去灸筒。取出灸艾并熄灭灰烬。根据情况一般每穴可灸10~30分钟，1~2次/天。灸筒参见GB/T 21709.1—2008附录C。

4.2.4.3 灸盒灸法

将灸盒安放于施灸部位的中央，点燃艾条段或艾绒后，置放于灸盒内中下部的铁纱上，盖上盒盖。灸至受术者有温热舒适无灼痛的感觉，皮肤稍有红晕为度。如受术者感到灼烫，可略掀开盒盖或抬起灸盒，使之离开皮肤片刻，旋即放下，再行灸治，反复进行，直至灸足应灸量。灸毕移去灸盒，取出艾灸并熄灭灰烬。根据情况一般每穴可灸15~60分钟，1~2次/天。灸盒参见GB/T 21709.1—2008附录C。

4.3 施术后处理

施灸后，皮肤多有红晕灼热感，不需处理，可自行消失。

艾灸如对表皮基底层以上的皮肤组织造成烫伤可发生水肿或水泡；如破坏皮肤基底层或真皮组织，可发生皮肤组织水肿、溃烂、体液渗出，形成局部无菌性化脓，甚至形成局部化脓性感染。具体处理方法参见GB/T 33415—2016的规定。

5 注意事项

5.1 艾灸火力应先小后大，灸量先少后多，程度先轻后重，以使病人逐渐适应。艾灸部位如在头面胸部、四肢末端皮薄而多筋骨处，灸量宜小；在腰腹部、肩及两股等皮厚而肌肉丰满处，灸量可大。凡体质强壮者，可灸量大；久病、体质虚弱、老年和小儿受术者，灸量宜小。

5.2 需采用瘢痕灸时，应先征得受术者同意，并在病历上记录并签字。

5.3 直接灸操作部位应注意预防感染。

5.4 注意晕灸的发生。若发生晕灸后应立即停止艾灸，使受术者头低位平卧于空气流通处，注意保暖，给温水或糖水，轻者一般休息片刻即可恢复；重者可掐按或针刺人中、素髎、十宣、内关、合谷、足三里、太冲等穴；严重时按晕厥处理，对症采取急救措施。

5.5 受术者在精神紧张、过饱、过劳、过饥、醉酒、大渴、大惊、大恐、大怒时，不适宜应用灸法。

5.6 注意防止艾灰脱落或艾炷倾倒而烫伤皮肤或烧坏衣被。尤其幼儿受术者更应认真守护观察，以免发生烫伤。艾条灸毕后，应将剩下的艾条套入灭火管内或将燃头浸入水中，以彻底熄灭，防止再燃。如有绒灰脱落床上，应清扫干净，以免复燃烧坏被褥等物品。

5.7 根据不同的体质和身体状况选用不同的艾灸方案，见附录B、附录C。

6 禁忌症

6.1 头面部或重要脏器、大血管附近、关节、肌腱处、乳头、外生殖器官应尽量避免直接灸，或选择适宜的灸法。

6.2 中暑、高血压危象、肺结核晚期大量咯血、高热、抽搐等不宜使用灸法。

6.3 妊娠期妇女不宜使用瘢痕灸，少腹部及腰骶部禁灸。

附 录 A

（资料性附录）

治未病常用间接灸

A.1 隔姜灸

用鲜姜切成直径2～3cm、厚0.4～0.6cm的薄片，中间以针刺数孔，然后置于应灸的腧穴部位或患处，再将艾炷放在姜片上点燃施灸。当艾炷燃尽，更换艾炷继续施灸，直至灸完应灸的壮数。此法可用于预防感冒、消化不良、腹泻、遗精、阳痿、早泄、不孕、痛经及风寒湿痹症等病证。

A.2 隔蒜灸

有隔蒜片灸和隔蒜泥灸两种。前者是将鲜大蒜头切成厚度0.3～0.5cm的薄片，用针扎孔数个，置于应灸腧穴部位或患处，将艾炷放在蒜片上点燃施灸，每施灸3～7壮，需更换新蒜片，继续灸治，直至灸完应灸的壮数。后者多用于铺灸，将大蒜捣成蒜泥，置于应灸腧穴部位或患处，在蒜泥上铺上艾绒或艾炷，点燃施灸。上述两种隔蒜灸法，以灸处泛红为度。此法多用于补益强壮，也可用于预防消化不良、腹泻、遗精、阳痿、早泄、不孕及风寒湿痹症等病证。

A.3 隔盐灸

用纯净、干燥的食盐填敷于脐部，填平脐孔，或于盐上再置一薄姜片，上置艾炷施灸。当艾炷燃尽，更换艾炷继续施灸，直至灸完应灸的壮数。此法可用于预防膀胱功能障碍、消化不良、腹泻、遗精、阳痿、早泄、不孕、痛经及风寒湿痹症等病证。

A.4 隔附子饼灸

将附子研成粉末，用黄酒调和做成直径2～3cm、厚约0.5cm的薄饼，中间以针刺数孔，然后置于应灸的腧穴部位或患处，再将艾炷放在附子饼上点燃施灸。当艾炷燃尽，更换艾炷继续施灸，直至灸完应灸的壮数。此法可用于预防阳痿、早泄、遗精、腹泻、消化不良、不孕、痛经及风寒湿痹证等病证。

A.5 隔椒饼灸

用白胡椒末加面粉和水，制成直径2～3cm、厚约0.5cm的薄饼。饼的中心放置药末（丁香、肉桂、人工麝香等），然后置于应灸的腧穴部位或患处，再将艾炷放在椒饼上点燃施灸。当艾炷燃尽，更换艾炷继续施灸，直至灸完应灸的壮数。此法可用于预防风湿痹证。

附　录　B

（资料性附录）

艾灸治未病临床推荐方案

B.1　抗衰老保健灸

方案一：艾炷灸。

取穴：足三里。

操作方法：应用艾炷灸，一般施灸时间选择在冬季，选用中炷施灸，另选用如五分硬币大小硬度的鲜生姜片，置于艾炷下。取足三里穴（双侧），灸7壮。灸时以不烫伤皮肤为度，当感到灼烫时，用手轻拍穴周皮肤或用手将姜片提起少许。

疗程：每日治疗1次，连续治疗6次为一个疗程，每疗程间休息一日，连续治疗3个月。

方案二：艾条灸。

取穴：足三里。

操作方法：将艾条一端点燃后，对准施灸穴位，一般距皮肤2~3cm进行悬起灸，使局部有温热感而无灼痛，每次治疗20~30分钟，至皮肤呈红晕为度。

疗程：每日治疗1次，连续治疗6次为一个疗程，每疗程间休息一日，连续治疗3个月。

> 推荐意见：对于中老年人群，建议采取艾灸方法抗衰老保健。［Delphi 1Ⅲ］

解释：综合利弊平衡、受术者意愿、专家建议、资源消耗与成本分析，并结合临床实际，对本治疗方案进行强推荐。本推荐方案出自专家共识，请根据临床实际情况酌情使用。

B.2　预防亚健康状态

方案一：艾条灸。

取穴：神阙、气海、关元、中脘、足三里、三阴交。

操作方法：每穴灸约10分钟，以皮肤潮红，热力渗透为度。

疗程：每日治疗1次，10次为一个疗程。

方案二：艾炷灸。

取穴：足三里、气海、关元、神门、四关。

操作方法：将艾炷置于腧穴局部皮肤上，自艾炷尖端点燃艾炷。在受术者局部皮肤潮红或者自感灼痛时术者即用镊子移去艾炷，换另一艾炷，连续灸5壮。

疗程：每日治疗1次，每周至少治疗3次，连续治疗3周。

方案三：热敏灸。

取穴：神阙、关元、足三里、三阴交、肺俞、心俞、肝俞、脾俞、胃俞、肾俞、关元俞、百会、大椎、命门。

操作方法：用点燃的艾条，在上述穴位3cm为半径的范围内，距离皮肤3cm左右施行回旋灸、温和灸、雀啄灸，当受术者感受到透热、扩热、传热、局部不热远部热、表面不热深部热或非热现象，此点即为热敏点。选择1~3个最敏感腧穴予以悬起灸。

疗程：每日治疗1次，连续治疗10次为一疗程，共治疗3个疗程，疗程间休息2天。

方案四：实按灸。

取穴：百会、风池、颈百劳、大椎、肩井。

操作方法：受术者采取坐立位。施灸时，先选定穴位，将艾条的一端点燃，在施灸的穴位上，覆盖7~8层棉纸，再将艾火隔着纸，紧按在穴位上，稍留1~2秒即可。若艾火熄灭，可再点燃，如此反复施灸，灸10次为一壮，每穴灸3壮。灸至颈后部皮肤潮红，深部组织发热感为度。

疗程：每日治疗1次，治疗5次为1疗程，疗程期间休息2天，共治疗2个疗程。

> 推荐意见：对于气虚、阳虚、平和体质者，建议采取艾灸方法预防亚健康状态。[GRADE 1D]

解释：本规范小组共纳入相关文献11篇，经综合分析，形成证据体发现，艾灸的预防作用优于针刺、中药的预防作用。但纳入的文献偏倚风险较高，证据体质量等级经GRADE评价后，因其盲法、分配隐藏存在缺陷、精确性较低、结局指标具有主观性等缺陷，最终证据体质量等级为极低。经综合利弊平衡、受术者意愿、资源消耗与成本分析，并结合临床实际及专家建议，对本治疗方案进行强推荐。本推荐方案出自文献证据及专家共识，请根据临床实际情况酌情使用。

B.3 预防运动性疲劳

取穴：足三里、关元。

操作方法：仰卧取穴，先将毫针刺入所选穴位至得气，关元用补法，足三里用平补平泻法，在已刺入穴位的毫针上套上硬纸板以防烫伤，然后将约3cm长度的艾条段中间钻一个针柄大小的孔，再将艾条段放置到已刺入穴位的毫针柄上，艾条距皮肤2cm左右，点燃艾条行温针灸，留针30分钟。

疗程：每日治疗1次，共治疗2周。治疗均集中在晚上19：00~21：00之间进行。

> 推荐意见：对于运动员，可采取艾灸（温针灸）疗法预防运动性疲劳。[GRADE 2D]

解释：本规范小组共纳入相关文献1篇，经综合分析，形成证据体发现，艾灸有预防运动性疲劳的作用。但纳入的文献偏倚风险较高，证据体质量等级经GRADE评价后，因其盲法、分配隐藏存在缺陷、精确性较低、结局指标具有主观性、只有一篇文献纳入等缺陷，最终证据体质量等级为极低。综合利弊平衡、受术者意愿、资源消耗与成本分析，并结合临床实际及专家建议，对本治疗方案进行弱推荐。本推荐方案出自文献证据及专家共识，请根据临床实际情况酌情使用。

B.4 预防化疗后恶心呕吐

方案一：隔姜灸。

取穴：中脘、内关、神阙。

操作方法：将鲜生姜切成直径2~3cm，厚0.4~0.6cm的薄片，中间以针头针刺数孔，将姜片置于穴位上，再在姜片上施用艾炷灸，热度以局部皮肤泛红、受术者能耐受为宜，一般操作20~30分钟。

疗程：于化疗第1日开始应用，1次/天，每周5次，21天为1疗程。

方案二：隔药饼灸。

取穴：中脘、关元、内关、天枢。

操作方法：在穴位处各平放1块准备好的附子药饼，点燃艾炷放在药饼上施灸。每个穴位上连续灸4壮，以被灸腧穴处出现红晕，但不起泡为度。

疗程：于化疗第1日开始应用，1次/天，连用14天，休息7天，21天为1疗程，连续用3个疗程。

方案三：温和灸。

取穴：神阙、足三里、中脘。

操作方法：点燃艾条的一端，距施灸穴位皮肤2~3cm，每穴每次约灸15分钟，以局部皮肤温热、潮红、受术者舒适为度。

疗程：于化疗第1日开始应用，1次/天，每周5次，30天为1疗程。

推荐建议：化疗过程中，建议选用灸法以预防恶心呕吐。[GRADE 1D]

解释：本规范小组共纳入相关文献9篇，经综合分析，形成证据体发现，艾灸的预防作用优于西药注射及中药内服的预防作用。但纳入的文献偏倚风险较高，证据体质量等级经GRADE评价后，因其盲法、分配隐藏存在缺陷、评价指标具有主观性、可信区间较宽等缺陷，最终证据体质量等级为极低。综合利弊平衡、受术者意愿、资源消耗与成本分析，并结合临床实际及专家建议，对本治疗方案进行强推荐。本推荐方案出自文献证据及专家共识，请根据临床实际情况酌情使用。

B.5 预防化疗继发骨髓抑制

方案一：温和灸。

取穴：神阙、大椎、肾俞、足三里、三阴交。

操作方法：于化疗开始时进行温和灸。点燃艾条的一端，距施灸穴位皮肤2~3cm，每穴每次约灸15分钟，以局部皮肤温热、潮红、受术者舒适为度。

疗程：于化疗开始时施灸。

方案二：铺灸。

取穴：督脉的大椎穴至腰俞穴。

操作方法：令受术者裸背俯卧于治疗床上，施灸部位上敷白纱布载以铺灸药饼（药饼成分：生姜泥、干姜粉、薏米粉、丹参、杜仲、姜黄、虎杖、附子等），上置艾炷或艾绒，点燃进行铺灸，每次灸约3h。

疗程：隔日一次。

方案三：艾炷灸。

取穴：膈俞、胆俞。

操作方法：穴位常规消毒后，涂上一层薄薄的黏附剂（如：凡士林等油类制剂），将纯艾绒制成小艾炷，置于穴位上点燃，待艾炷烧至1/3，受术者感觉灼热感时，撤换艾炷，连续3壮。

疗程：于化疗第1日开始应用，1次/天，每周5次。

推荐建议：应用化疗药物后，建议运用灸法预防骨髓抑制。[GRADE 1C]

解释：本规范小组共纳入相关文献4篇，经综合分析，形成证据体发现，灸法可预防骨髓抑制。但纳入的文献偏倚风险较高，证据体质量等级经GRADE评价后，因其盲法、分配隐藏存在缺陷、异质性较大、可信区间较宽，最终证据体质量等级为低。综合利弊平衡、受术者意愿、资源消耗与成本分析，并结合临床实际及专家建议，对本治疗方案进行强推荐。本推荐方案出自文献证据及专家共识，请根据临床实际情况酌情使用。

B.6 预防术后尿潴留

方案一：艾条灸。

取穴：肝郁气滞型：中极，关元，太冲；脾胃亏虚型：中极，关元，足三里，三阴交，阴陵泉；肾气不足型：中极，关元，气海，肾俞。

操作方法：根据辨证分型选取腧穴进行艾灸预刺激治疗。准确定穴后，点燃艾条的一端，对准腧穴，距皮肤2~3cm，进行温和灸，使受术者局部施灸处有温热感而无灼痛感为宜，一般每穴灸5~7分钟，至皮肤潮红为度。

疗程：术前3天开始治疗至术后第一次排尿后结束，1次/天。

方案二：隔药饼灸。

取穴：中极、关元、气海、水道。

操作方法：受术者取仰卧位，双上肢自然放于身体两侧，术者定位取穴，常规消毒，将附子饼置于穴位皮肤上，药饼上置艾炷或灸架施灸，时间30分钟。

疗程：术前3天施灸，每日2次。

方案三：艾灸器灸。

取穴：膀胱俞、中极、关元、气海、石门、八髎。

操作方法：术后30分钟内即给予艾灸治疗。穴位局部行75%酒精常规消毒，用灸盒将1~3根艾条同时对1~3个穴位施灸，每次灸30分钟。以施灸部位感到舒适、皮肤潮红或微痛为宜。

疗程：2次/天，连续施灸3天。

> 推荐建议：肛肠手术、外科手术及产后可应用艾灸预防尿潴留。[GRADE 1C]

解释：本规范小组共纳入相关文献7篇，经综合分析，形成证据体发现，艾灸的预防作用优于常规护理的预防作用。但纳入的文献偏倚风险较高，证据体质量等级经GRADE评价后，因其盲法、分配隐藏存在缺陷，结局指标具有主观性、可信区间较宽，最终证据体质量等级为低。综合利弊平衡、受术者意愿、资源消耗与成本分析，并结合临床实际及专家建议，对本治疗方案进行强推荐。本推荐方案出自文献证据及专家共识，请根据临床实际情况酌情使用。

B.7 预防产后出血

方案一：温和灸。

取穴：子宫、关元、足三里、三阴交、气海、隐白。

操作方法：受术者仰卧体位，于胎肩娩出后施灸，施灸时将艾条的一端点燃，对准应灸的腧穴部位距2~3cm，使受术者局部有温热感而无灼痛为宜，每处灸3~5分钟，每次20~30分钟，以红润为度。

疗程：1次/天，7次为1个疗程，于胎肩娩出后开始，连续治疗1个疗程。

方案二：隔姜灸。

取穴：神阙、关元、中极。

操作方法：将鲜生姜切成厚度0.4cm的薄姜片，用针扎孔数个，置施灸穴位上，再将艾条点燃后放入艾灸盒内，固定在生姜片上温灸，温度可上下移动艾条高度调节，以受术者适宜为度。

疗程：1次/天，7次为1个疗程，于胎肩娩出后开始，连续治疗1个疗程。

> 推荐意见：顺产及流产女性，建议采取艾灸方法预防产后出血。[GRADE 2C]

解释：本规范小组共纳入相关文献3篇，经综合分析，形成证据体发现，艾灸的预防作用优于缩宫素及中药的预防作用。但纳入的文献偏倚风险较高，证据体质量等级经GRADE评价后，因其盲法、分配隐藏存在缺陷、纳入文献较少，最终证据体质量等级为低。综合利弊平衡、受术者意愿、资源消耗与成本分析，并结合临床实际及专家建议，对本治疗方案进行弱推荐。本推荐方案出自文献证据及专家共识，请根据临床实际情况酌情使用。

B.8 预防延迟性肌肉酸痛症

取穴：足三里、血海、关元。

操作方法：在运动前对穴位实施温和灸法，每次行灸法时，灸至局部皮肤潮红，受术者有温热感为度，防止过热烫伤皮肤，每穴灸15分钟。

疗程：2次/天，治疗周期为2周。

推荐意见：对于超负荷运动员，建议采取艾灸方法预防延迟性肌肉酸痛。[GRADE 1D]

解释：本规范小组共纳入相关文献1篇，经综合分析，形成证据体发现，艾灸的预防作用优于牵伸法的预防作用。但纳入的文献偏倚风险较高，证据体质量等级经GRADE评价后，因其盲法、分配隐藏存在缺陷、精确性较低、只有一篇文献纳入，最终证据体质量等级为极低。综合利弊平衡、受术者意愿、资源消耗与成本分析，并结合临床实际及专家建议，对本治疗方案进行强推荐。本推荐方案出自文献证据及专家共识，请根据临床实际情况酌情使用。

B.9 预防术后肠粘连

取穴：神阙。

操作方法：隔姜灸，用鲜姜切成直径2～3cm、厚0.4～0.6cm的薄姜片，中间以针刺数孔，然后置于应灸的腧穴部位，再将艾炷放在姜片上点燃施灸。当艾炷燃尽，易炷再灸，每次灸7壮。

疗程：1次/天，7次为一个疗程。

推荐意见：对于化脓性阑尾炎术后者，建议采取艾灸方法预防术后肠粘连。[GRADE 1D]

解释：本规范小组共纳入相关文献1篇，经综合分析，形成证据体发现，艾灸的预防作用优于牵伸法的预防作用。但纳入的文献偏倚风险较高，证据体质量等级经GRADE评价后，因其盲法、分配隐藏存在缺陷、精确性较低、只有一篇文献纳入，最终证据体质量等级为极低。综合利弊平衡、受术者意愿、资源消耗与成本分析，并结合临床实际及专家建议，对本治疗方案进行强推荐。本推荐方案出自文献证据及专家共识，请根据临床实际情况酌情使用。

B.10 预防术后腹胀

方案一：温灸器灸。

取穴：神阙、关元、天枢。

操作方法：用清艾条分四段，每段长4～5cm，点燃后同时放入艾灸盒内固定针上，盖好盖。扣牢后将艾灸盒直接放在穴位上施灸约30分钟，以局部温热而无热烫感为度。

疗程：术后第二日开始，2次/天，至肛门排气。

方案二：热敏灸。

取穴：肝俞穴和胃俞穴、上脘穴和关元穴两水平线之间区域内的热敏化腧穴。

操作方法：术后第二日开始操作，受术者取卧位或者侧卧位，按照热敏态腧穴的探查方法初步探查热敏态腧穴，经探查结束后给予热敏化腧穴行热敏灸，施灸时间因受术者灸感而定，一般10～40分钟为宜。

疗程：术后1次/天，直至受术者排气或排便。

方案三：温针灸。

取穴：足三里、三阴交、绝骨、血海。

操作方法：术后6小时开始针刺穴位，采用平补平泻法，针刺每次留针30分钟，留针时在针尾部放置1.5cm艾条段点燃进行温针灸。

疗程：1次/天，至受术者排便功能恢复。

推荐意见：对于腹部手术术后者，建议采取艾灸方法预防术后肠粘连。[GRADE 1C]

解释：本规范小组共纳入相关文献4篇，经综合分析，形成证据体发现，艾灸的预防作用优于针刺、床上运动及整肠散的预防作用。但纳入的文献偏倚风险较高，证据体质量等级经GRADE评价后，因其盲法、分配隐藏存在缺陷、精确性较低、运用主观性指标等原因，最终证据体质量等级为低。综合利弊平衡、受术者意愿、资源消耗与成本分析，并结合临床实际及专家建议，对本治疗方案进行强推荐。本推荐方案出自文献证据及专家共识，请根据临床实际情况酌情使用。

B.11 预防放疗后腹泻

取穴：以神阙穴为主，结合全身情况，气虚明显的受术者配足三里穴，其他配三阴交穴。

操作方法：对穴位依次进行温和灸，每穴灸 10 分钟左右，以局部皮肤潮红，不致烫伤为度。

疗程：从放疗开始 1 周后起，隔日 1 次，治疗 2 个月。

推荐意见：对于接受放疗者，建议采取艾灸方法预防腹泻。[GRADE 1D]

解释：本规范小组共纳入相关文献 1 篇，经综合分析，形成证据体发现，艾灸可预防放疗后腹泻。但纳入的文献偏倚风险较高，证据体质量等级经 GRADE 评价后，因其盲法、分配隐藏存在缺陷、结局指标具有主观性、只有一篇文献纳入等原因，最终证据体质量等级为极低。综合利弊平衡、受术者意愿、资源消耗与成本分析，并结合临床实际及专家建议，对本治疗方案进行强推荐。本推荐方案出自文献证据及专家共识，请根据临床实际情况酌情使用。

B.12 预防带状疱疹后遗神经痛

取穴：支沟、阴陵泉、行间、皮损局部。

操作方法：将点燃的艾条悬于施灸部位之上，艾火距皮肤约 3cm，使皮肤有温热舒适感。操作时将艾条均匀地向左右方向移动或反复旋转施灸。每个部位 3~5 分钟。

疗程：1 次/天，7 天为 1 个疗程。

推荐意见：对于新发带状疱疹者，建议采取艾灸疗法预防后遗神经痛。[GRADE 1D]

解释：本规范小组共纳入相关文献 1 篇，经综合分析，形成证据体发现，艾灸的预防作用优于阿昔洛韦的预防作用。但纳入的文献偏倚风险较高，证据体质量等级经 GRADE 评价后，因其盲法、分配隐藏存在缺陷、只有一篇文献纳入、结局指标具有主观性等原因，最终证据体质量等级为极低。综合利弊平衡、受术者意愿、资源消耗与成本分析，并结合临床实际及专家建议，对本治疗方案进行强推荐。本推荐方案出自文献证据及专家共识，请根据临床实际情况酌情使用。

B.13 预防血液透析中肌肉痉挛

取穴：足三里、三阴交、关元。

操作方法：于每次透析治疗开始时施艾炷灸，每穴 1~2 壮，以受术者有持续温热感，局部皮肤潮红为度。

疗程：随血液透析进行，每周治疗 2~3 次。

推荐意见：血液透析时，可采取艾灸方法预防肌肉痉挛。[GRADE 2D]

解释：本规范小组共纳入相关文献 1 篇，经综合分析，形成证据体发现，艾灸的预防作用优于常规西药的预预防疗作用。但纳入的文献偏倚风险较高，证据体质量等级经 GRADE 评价后，因其只有一篇文献纳入、盲法、分配隐藏存在缺陷、评价指标具有主观性等原因，最终证据体质量等级为极低。综合利弊平衡、受术者意愿、资源消耗与成本分析，并结合临床实际及专家建议，对本治疗方案进行弱推荐。本推荐方案出自文献证据及专家共识，请根据临床实际情况酌情使用。

B.14 预防输液继发静脉炎

取穴：足三里，静脉穿刺点沿近心端静脉约 10cm 处。

操作方法：将点燃的艾条距施灸部位 2～3cm 进行温和灸，以受术者感觉温热舒适为宜，每次 15～30 分钟（禁止对静脉穿刺点及输液管路进行艾灸，以免导致药物因温度变化发生化学反应）。

疗程：每日开始输液前灸 1 次。

> 推荐建议：输注 20% 甘露醇和浅静脉留置针时，运用灸法可预防静脉炎。［GRADE 2D］

解释：本规范小组共纳入相关文献 2 篇，经综合分析，形成证据体发现，艾灸的预防作用优于常规护理的预防作用。但纳入的文献偏倚风险较高，经 GRADE 评价后，因其盲法、分配隐藏存在缺陷、异质性较大、结局指标具有主观性、纳入文献数量较少等原因，最终证据体质量等级为极低。综合利弊平衡、受术者意愿、资源消耗与成本分析，并结合临床实际及专家建议，对本治疗方案进行弱推荐。本推荐方案出自文献证据及专家共识，请根据临床实际情况酌情使用。

B.15 预防急性胃肠炎

取穴：神阙。

操作方法：应用温灸器灸，将一根艾条剪成 4 节，点燃两头，置于艾盒内，每次治疗 2h，以受术者感觉温热舒适、不烫伤为度。

疗程：1 次/天，于每年秋分节气期间进行治疗。

> 推荐意见：针对胃肠炎易感季节及易感人群，可采取艾灸方法预防急性胃肠炎。［GRADE 2C］

解释：本规范小组共纳入相关文献 1 篇，经综合分析，形成证据体发现，艾灸有预防胃肠炎的作用。但纳入的文献偏倚风险较高，证据体质量等级经 GRADE 评价后，因其只有一篇文献纳入、盲法、分配隐藏存在缺陷等原因，最终证据体质量等级为低。综合利弊平衡、受术者意愿、资源消耗与成本分析，并结合临床实际及专家建议，对本治疗方案进行弱推荐。本推荐方案出自文献证据及专家共识，请根据临床实际情况酌情使用。

B.16 预防术后深静脉血栓

取穴：涌泉。

操作方法：受术者取仰卧位或平卧位，将艾条点燃后放置于穴位处，距离穴位 2～3cm，在穴位处缓慢转动艾条，若局部出现红晕、受术者自觉温热即可停止，防止过度艾灸导致的皮肤烫伤，每次艾灸 10 分钟左右，两侧均按同样的方法进行艾灸。

疗程：1 次/天，7 次为一个疗程。

> 推荐意见：对于开胸术后者，可采取艾灸方法预防术后深静脉血栓。［GRADE 2C］

解释：本规范小组共纳入相关文献 2 篇，经综合分析，形成证据体发现，艾灸的预防作用优于针刺、床上运动及整肠散的预防作用。但纳入的文献偏倚风险较高，证据体质量等级经 GRADE 评价后，因其盲法、分配隐藏存在缺陷、纳入文献较少等原因，最终证据体质量等级为低。综合利弊平衡、受术者意愿、资源消耗与成本分析，并结合临床实际及专家建议，对本治疗方案进行弱推荐。本推荐方案出自文献证据及专家共识，请根据临床实际情况酌情使用。

B.17 预防绝经后骨质疏松

取穴：足三里、三阴交。

操作方法：应用艾条温和灸，每穴 15 分钟，以局部潮红为度。

疗程：1 次/天，每 25 天休息 5 天，共灸治 1 年。

> 推荐意见：对于绝经后女性，可采取艾灸方法预防骨质疏松。［GRADE 2C］

解释：本规范小组共纳入相关文献 1 篇，经综合分析，形成证据体发现，艾灸可预防绝经后骨质疏松。但纳入的文献偏倚风险较高，证据体质量等级经 GRADE 评价后，因其盲法、分配隐藏存在缺陷、只有一篇文献纳入等原因，最终证据体质量等级为低。综合利弊平衡、受术者意愿、资源消耗与成本分析，并结合临床实际及专家建议，对本治疗方案进行弱推荐。本推荐方案出自文献证据及专家共识，请根据临床实际情况酌情使用。

B.18 预防短暂性脑缺血及缺血性脑卒中

方案一：温和灸。

取穴：阴虚阳亢型：足三里、蠡沟。阴阳两虚型：足三里、三阴交。肝热型：足三里、太冲。痰湿型：足三里、丰隆。

操作方法：点燃艾条距离皮肤 2～3cm 处施灸，以穴位局部感到温热舒适为度，注意调整艾条与皮肤距离，避免烫伤。每穴灸 10 分钟。

疗程：1 次/天，10 次为一疗程。两疗程间酌情休息 1～2 周，或不休息连续施灸，总疗程 3 个月。

方案二：热敏灸。

取穴：风池、足三里、神阙周围的热敏化腧穴。

操作方法：在探查到的热敏腧穴上，采用悬灸，每次治疗以腧穴热敏现象消失为度。

疗程：第 1 个月开始连续治疗 3 天，1 次/天，后 27 天保证 12 次治疗；第 2～3 个月保证每月治疗 12 次；第 4～6 个月，每月保证 6 次治疗。

> 推荐意见：对于具有短暂性脑缺血及缺血性脑卒中高危因素者，可采取艾灸方法预防短暂性脑缺血及缺血性脑卒中。[GRADE 2C]

解释：本规范小组共纳入相关文献 2 篇，经综合分析，形成证据体发现，艾灸的预防作用优于降压药、耳丸压豆的预防作用。但纳入的文献偏倚风险较高，证据体质量等级经 GRADE 评价后，因其盲法、分配隐藏存在缺陷、纳入文献较少、精确性较低、运用主观性指标等原因，最终证据体质量等级为低。综合利弊平衡、受术者意愿、资源消耗与成本分析，并结合临床实际及专家建议，对本治疗方案进行弱推荐。本推荐方案出自文献证据及专家共识，请根据临床实际情况酌情使用。

B.19 预防长期卧床继发的便秘

方案一：温灸器灸。

取穴：神阙。

操作方法：受术者仰卧位，艾条点燃放温灸盒小孔中置于神阙穴，用弹力带固定温灸盒，使艾条自行燃烧，保持距皮肤 2～3cm 处施灸，随时调节燃距，同时注意观察受术者皮肤情况，以皮肤红晕为度，防止烫伤。每次 30 分钟。

疗程：1 次/天。

方案二：热敏灸。

取穴：大肠俞、天枢、上巨虚。

操作方法：上述穴位先行回旋灸 2 分钟温热局部气血，继以雀啄灸 2 分钟加强敏化，循经往返灸 2 分钟以激发经气，再施以温和灸发动感传，开通经络。大肠俞穴双点温和灸，受术者自觉热感深透至腹腔，灸至感传消失；天枢穴双点温和灸，受术者自觉热感深透至腹腔，灸至热感消失；上巨虚穴单点温和灸，若受术者的感传可直接到达腹部，则灸至热感消失；若感传仍不能上至腹部者，再取一支点燃的艾条放置感传所达部位的近心端点，进行温和灸，依次接力使感传到达腹部，最后将两支艾条分别固定于上巨虚和腹部进行温和灸，灸至热感消失。

疗程：1 次/天，每周治疗 5 天，共治疗 2 周。

推荐意见：对于骨折卧床及脑卒中者，可采取艾灸方法预防便秘。[GRADE 2D]

解释：本规范小组共纳入相关文献 3 篇，经综合分析，形成证据体发现，艾灸的预防作用优于常规护理、腹部按摩的预防作用。但纳入的文献偏倚风险较高，证据体质量等级经 GRADE 评价后，因其盲法、分配隐藏存在缺陷、纳入文献较少、精确性较低、运用主观性指标等原因，最终证据体质量等级为极低。综合利弊平衡、受术者意愿、资源消耗与成本分析，并结合临床实际及专家建议，对本治疗方案进行弱推荐。本推荐方案出自文献证据及专家共识，请根据临床实际情况酌情使用。

B.20 预防冻疮

取穴：神阙、气海、关元、足三里。

操作方法：受术者取仰卧位，先将提前准备好的姜片置于受术者腧穴部位，然后将艾炷安放于姜片上施灸，当艾炷燃尽，则易炷再灸，每个腧穴部位灸 3～5 壮。当受术者感到灼痛时，医者可用手来回移动姜片不离开皮肤表面，如受术者感觉灼痛无法忍受，则可将姜片连同艾炷暂时提起，用手在相应腧穴表面轻轻抚摩，待热量稍消散后，再重新将姜片置于腧穴表面，如此反复多次，以使皮肤红润而不起泡为度。

疗程：1 次/天，每周治疗 5 天，2 周一疗程。

推荐意见：对于既往 I、II 度冻疮者，可采取艾灸方法预防冻疮复发。[GRADE 2D]

解释：本规范小组共纳入相关文献 1 篇，经综合分析，形成证据体发现，艾灸的预防作用优于冻疮酊的预防作用。但纳入的文献偏倚风险较高，证据体质量等级经 GRADE 评价后，因其盲法、分配隐藏存在缺陷、精确性较低、结局指标具有主观性、只有一篇文献纳入等原因，最终证据体质量等级为极低。综合利弊平衡、受术者意愿、资源消耗与成本分析，并结合临床实际及专家建议，对本治疗方案进行弱推荐。本推荐方案出自文献证据及专家共识，请根据临床实际情况酌情使用。

B.21 预防感冒

取穴：风门、肺俞、足三里。

操作方法：每穴用艾条温和灸 10～15 分钟。

疗程：1 次/天，连续 7 天；或 3 天一灸，连灸 7 次。

推荐意见：对于感冒易感人群，尤其是气虚、阳虚体质者，建议采取艾灸方法预防感冒。[Delphi 1IV]

解释：综合利弊平衡、受术者意愿、专家建议、资源消耗与成本分析，并结合临床实际，对本治疗方案进行强推荐。本推荐方案出自专家共识，请根据临床实际情况酌情使用。

B.22 预防过敏性鼻炎

取穴：神阙、足三里。

操作方法：受术者采取坐位或卧位，点燃无烟艾条分别悬起灸各穴，以穴位处有热感舒适为度，每穴 10～20 分钟。

疗程：1 次/天。若急性发作时，可即时施灸，可 2～3 次/天。15 天为 1 疗程，疗程之间休息 3 天，坚持无发作状态后可 5～10 天灸 1 次，坚持半年。

推荐意见：对于过敏性鼻炎易感人群，尤其是气虚、阳虚体质者，建议采取艾灸方法预防（建议使用无烟艾条）。[Delphi 1IV]

解释：综合利弊平衡、受术者意愿、专家建议、资源消耗与成本分析，并结合临床实际，对本治疗方案进行强推荐。本推荐方案出自专家共识，请根据临床实际情况酌情使用。

B.23　预防慢性盆腔炎

取穴：关元、足三里、三阴交。

操作方法：艾条灸，将一端点燃后，对准施灸穴位，一般距皮肤 2～3cm 进行温和灸，使局部有温热感而无灼痛为宜。各穴位施灸 5～10 分钟，至皮肤呈红晕为度。

疗程：每日或隔日灸 1 次，2 周为 1 疗程。

推荐意见：对于反复发作的慢性盆腔炎人群，建议采取艾灸方法预防。[Delphi 1IV]

解释：综合利弊平衡、受术者意愿、专家建议、资源消耗与成本分析，并结合临床实际，对本治疗方案进行强推荐。本推荐方案出自专家共识，请根据临床实际情况酌情使用。

B.24　预防腰椎骨关节病

取穴：肾俞、大杼、大肠俞、腰阳关。

操作方法：艾条灸，将一端点燃后，对准施灸穴位，一般距皮肤 2～3cm 进行温和灸，使局部有温热感而无灼痛为宜，各穴位施灸 5～10 分钟，至皮肤呈红晕为度。

疗程：每日或隔日灸 1 次，2 周为 1 疗程。

推荐意见：对于腰椎骨关节病高发人群，建议采取艾灸方法预防。[Delphi 1IV]

解释：综合利弊平衡、受术者意愿、专家建议、资源消耗与成本分析，并结合临床实际，对本治疗方案进行强推荐。本推荐方案出自专家共识，请根据临床实际情况酌情使用。

B.25　预防围绝经期综合征

取穴：神阙。

操作方法：将生地、肉苁蓉、菟丝子、吴茱萸各等分共碾为末，加入等量食盐备用。将药盐填脐，填平后再填成厚 0.5cm 左右、长宽 3cm×3cm 的范围，以高 1cm、直径 1cm、重 1g 艾炷点燃置于药盐上，灸至局部皮肤出现潮红为度。

疗程：1 次/天，4 周为一疗程。

推荐意见：对于围绝经期女性，尤其是气虚、阳虚体质者，建议采取艾灸方法预防。[Delphi 1IV]

解释：综合利弊平衡、受术者意愿、专家建议、资源消耗与成本分析，并结合临床实际，对本治疗方案进行强推荐。本推荐方案出自专家共识，请根据临床实际情况酌情使用。

B.26　预防产后宫缩痛

取穴：三阴交。

操作方法：艾条灸，将一端点燃后，对准施灸穴位，一般距皮肤 2～3cm 进行温和灸，使局部有温热感而无灼痛为宜，各穴位施灸 10～15 分钟，至皮肤呈红晕为度。

疗程：1 次/天，产后开始施灸，连续 3 天。

推荐意见：女性产后，建议采取艾灸方法预防产后宫缩痛。[Delphi 1IV]

解释：综合利弊平衡、受术者意愿、专家建议、资源消耗与成本分析，并结合临床实际，对本治疗方案进行强推荐。本推荐方案出自专家共识，请根据临床实际情况酌情使用。

B.27 预防颈椎病

取穴：颈椎椎体邻近穴位。

操作方法：艾条灸，将一端点燃后，对准椎体邻近腧穴，一般距皮肤 2~3cm 进行温和灸，使局部有温热感而无灼痛为宜，各穴位施灸 10~15 分钟，至皮肤呈红晕为度，以有热感或有热传导者为良。

疗程：每日或隔日 1 次，30 天为 1 疗程。

> 推荐意见：对于颈椎病易感人群，建议采取艾灸方法预防。[Delphi 1Ⅳ]

解释：综合利弊平衡、受术者意愿、专家建议、资源消耗与成本分析，并结合临床实际，对本治疗方案进行强推荐。本推荐方案出自专家共识，请根据临床实际情况酌情使用。

B.28 预防卵巢早衰

取穴：关元、气海、大赫、内关、公孙、足三里、三阴交、太冲、太溪。

操作方法：艾条灸，将一端点燃后，对准相应腧穴，一般距皮肤 2~3cm 进行温和灸，使局部有温热感而无灼痛为宜，各穴位施灸 10~15 分钟，至皮肤呈红晕为度。

疗程：每周治疗 3 次，12 次为 1 个疗程，治疗 4 个疗程，疗程间隔 1 周。

> 推荐意见：对于卵巢储备功能下降人群，建议采取艾灸方法预防卵巢早衰。[Delphi 1Ⅳ]

解释：综合利弊平衡、受术者意愿、专家建议、资源消耗与成本分析，并结合临床实际，对本治疗方案进行强推荐。本推荐方案出自专家共识，请根据临床实际情况酌情使用。

B.29 预防慢性疲劳综合征

取穴：关元、足三里、三阴交；肝俞、脾俞、肾俞。每次选用 3 穴。

操作方法：艾条灸，将一端点燃后，对准相应腧穴，一般距皮肤 2~3cm 进行温和灸，使局部有温热感而无灼痛为宜，各穴位施灸 10~15 分钟，至皮肤呈红晕为度。

疗程：1 次/天，10 次为一个疗程。

> 推荐意见：对于慢性疲劳综合征人群，建议采取艾灸方法预防病情加重。[Delphi 1Ⅳ]

解释：综合利弊平衡、受术者意愿、专家建议、资源消耗与成本分析，并结合临床实际，对本治疗方案进行强推荐。本推荐方案出自专家共识，请根据临床实际情况酌情使用。

B.30 预防神经源膀胱

取穴：关元、中极、水道、足三里。根据辨证，肾阴虚者加灸三阴交，肾阳虚者加灸气海。

操作方法：艾条灸，将一端点燃后，对准相应腧穴，一般距皮肤 2~3cm 进行温和灸，使局部有温热感而无灼痛为宜，各穴位施灸 10~15 分钟，至皮肤呈红晕为度。

疗程：1 次/天，10 次为一个疗程。

> 推荐意见：对于有神经源膀胱趋势者，建议采取艾灸方法预防。[Delphi 1Ⅳ]

解释：综合利弊平衡、受术者意愿、专家建议、资源消耗与成本分析，并结合临床实际，对本治疗方案进行强推荐。本推荐方案出自专家共识，请根据临床实际情况酌情使用。

B.31 预防早泄

取穴：关元、肾俞、志室。

操作方法：隔姜灸，用鲜姜切成直径2~3cm、厚0.4~0.6cm的薄片，中间以针刺数孔，然后置于应灸的腧穴部位或患处，再将艾炷放在姜片上点燃施灸。当艾炷燃尽，易炷再灸，每穴灸3壮。

疗程：1次/天，10次为一个疗程。

推荐意见：对于有早泄既往史者，建议采取艾灸方法预防。[Delphi 1Ⅳ]

解释：综合利弊平衡、受术者意愿、专家建议、资源消耗与成本分析，并结合临床实际，对本治疗方案进行强推荐。本推荐方案出自专家共识，请根据临床实际情况酌情使用。

B.32 预防痛经

取穴：神阙、关元。

操作方法：将纯净干燥精细食盐填于神阙穴中，使之与脐平，上置新鲜姜片（直径大约3cm，厚约0.5cm，中间刺数孔）和大艾炷点燃施灸。当艾炷燃尽后，易炷再燃，直至规定壮数。然后再将制备好的新鲜姜片放在关元穴处，上置大艾炷点燃施灸，当艾炷燃尽后，易炷再燃，直至规定壮数。在施灸过程中若受术者感觉灼热疼痛不能忍受时，可用镊子上下移动姜片，切勿烫伤。轻度灸4壮，中度灸6壮，重度灸8壮。

疗程：于月经前3天开始治疗，1次/天，7天为1个疗程。

推荐意见：对于频发痛经者，建议采取艾灸方法预防。[Delphi 1Ⅳ]

解释：综合利弊平衡、受术者意愿、专家建议、资源消耗与成本分析，并结合临床实际，对本治疗方案进行强推荐。本推荐方案出自专家共识，请根据临床实际情况酌情使用。

B.33 预防膝骨关节病

取穴：内外膝眼、梁丘、血海、阳陵泉、阴陵泉、膝阳关。

操作方法：每次取2~3穴，穴位局部施艾条温和灸，各穴位施灸10~15分钟，以穴位部皮肤潮红为度。

疗程：1次/天，20天为一疗程。

推荐意见：对于中老年人群，建议采取艾灸方法预防膝骨关节病。[Delphi 1Ⅳ]

解释：综合利弊平衡、受术者意愿、专家建议、资源消耗与成本分析，并结合临床实际，对本治疗方案进行强推荐。本推荐方案出自专家共识，请根据临床实际情况酌情使用。

B.34 预防哮喘

取穴：百劳、肺俞、膏肓、天突、膻中。每次选用3穴。

操作方法：选用无烟艾条，将一端点燃后，对准施灸穴位，一般距皮肤2~3cm进行温和灸，使局部有温热感而无灼痛，每穴灸10~15分钟。

疗程：1次/天，10次为1疗程。

推荐意见：对于哮喘伴有寒邪伏肺、肺脾气虚、心肾阳虚证型者，建议采取艾灸方法（无烟艾条）预防哮喘发作。[Delphi 1Ⅳ]

解释：综合利弊平衡、受术者意愿、专家建议、资源消耗与成本分析，并结合临床实际，对本治疗方案进行强推荐。本推荐方案出自专家共识，请根据临床实际情况酌情使用。

B.35 预防低血压

取穴：百会、足三里、三阴交、关元。

操作方法：艾条灸，将一端点燃后，对准施灸穴位，一般距皮肤 2～3cm 进行温和灸，使局部有温热感而无灼痛为宜，至皮肤呈红晕为度。每穴灸 10～15 分钟。

疗程：每日或隔日灸 1 次，10 次为 1 疗程。

> 推荐意见：对于有低血压既往史者，可采取艾灸方法预防低血压。［Delphi 2IV］

解释：综合利弊平衡、受术者意愿、专家建议、资源消耗与成本分析，并结合临床实际，对本治疗方案进行弱推荐。本推荐方案出自专家共识，请根据临床实际情况酌情使用。

B.36　预防高脂血症

取穴：足三里、悬钟。

操作方法：艾条灸，将一端点燃后，对准施灸穴位，一般距皮肤 2～3cm 进行温和灸，使局部有温热感而无灼痛为宜，每次每穴灸 10～15 分钟，至皮肤呈红晕为度。

疗程：1 次/天，连续治疗 30～60 次。

> 推荐意见：对于中老年人群，可采取艾灸方法预防高脂血症。［Delphi 2IV］

解释：综合利弊平衡、受术者意愿、专家建议、资源消耗与成本分析，并结合临床实际，对本治疗方案进行弱推荐。本推荐方案出自专家共识，请根据临床实际情况酌情使用。

B.37　预防头痛

取穴：阳明头痛：合谷、内庭；少阳头痛：外关、足临泣；太阳头痛：后溪、申脉、昆仑；厥阴头痛：太冲、太溪、涌泉；全头痛：合谷、外关。

操作方法：艾条灸，将一端点燃后，对准施灸穴位，一般距皮肤 2～3cm 进行温和灸，使局部有温热感而无灼痛为宜，每次每穴灸 10～15 分钟，至皮肤呈红晕为度。

疗程：每日或隔日灸 1 次，10 次为 1 疗程。

> 推荐意见：对于脑力工作者，或头痛反复发作者，可采取艾灸方法预防。［Delphi 2IV］

解释：综合利弊平衡、受术者意愿、专家建议、资源消耗与成本分析，并结合临床实际，对本治疗方案进行弱推荐。本推荐方案出自专家共识，请根据临床实际情况酌情使用。

B.38　预防慢性阻塞性肺疾病

取穴：肺俞、脾俞、膏肓俞、肾俞。

操作方法：将点燃的无烟艾条，距施灸部位 2～3cm 施温和灸，使受术者局部有温热感而无灼痛为宜，各穴位施灸 10～15 分钟，至呈红晕为度。

疗程：1 次/天，10 次为 1 疗程，疗程间隔 3～4 天。

> 推荐意见：对于具有基础性肺疾病人群，可采取艾灸方法预防慢性阻塞性肺疾病。［Delphi 2IV］

解释：综合利弊平衡、受术者意愿、专家建议、资源消耗与成本分析，并结合临床实际，对本治疗方案进行弱推荐。本推荐方案出自专家共识，请根据临床实际情况酌情使用。

B.39　预防功能性消化不良

取穴：内关、中脘、足三里。

操作方法：艾条灸，将一端点燃后，对准施灸穴位，一般距皮肤 2～3cm 进行温和灸，使局部有温热感而无灼痛为宜，每次每穴灸 10～15 分钟，至皮肤呈红晕为度。

疗程：每日或隔日灸 1 次，10 次为 1 疗程。

推荐意见：对于有功能性消化不良病史者，可采取艾灸方法预防功能性消化不良。[Delphi 1Ⅳ]

解释：综合利弊平衡、受术者意愿、专家建议、资源消耗与成本分析，并结合临床实际，对本治疗方案进行强推荐。本推荐方案出自专家共识，请根据临床实际情况酌情使用。

B. 40　预防功能性腹泻

取穴：天枢、神阙、大肠俞。

操作方法：寒湿困脾、脾气亏虚者可施隔姜灸，使局部有温热感而无灼痛，肾阳亏虚者可用隔附子饼灸，每次每穴灸 10~15 分钟，至皮肤呈红晕为度。

疗程：每日或隔日灸 1 次，10 次为 1 疗程。

推荐意见：对于有功能性腹泻病史伴有寒湿困脾、脾气亏虚、肾阳亏虚证型者，可采取艾灸方法预防功能性腹泻。[Delphi 1Ⅳ]

解释：综合利弊平衡、受术者意愿、专家建议、资源消耗与成本分析，并结合临床实际，对本治疗方案进行强推荐。本推荐方案出自专家共识，请根据临床实际情况酌情使用。

B. 41　预防遗精

取穴：关元、命门、肾俞、次髎。

操作方法：隔姜灸，用鲜姜切成直径 2~3cm、厚 0.4~0.6cm 的薄片，中间以针刺数孔，然后置于应灸的腧穴部位或患处，再将艾炷放在姜片上点燃施灸。当艾炷燃尽，易炷再灸，每穴灸 3 壮。

疗程：1 次/天，10 次为一个疗程。

推荐意见：对于有频繁遗精既往史者，可采取艾灸方法预防。[Delphi 2Ⅳ]

解释：综合利弊平衡、受术者意愿、专家建议、资源消耗与成本分析，并结合临床实际，对本治疗方案进行弱推荐。本推荐方案出自专家共识，请根据临床实际情况酌情使用。

B. 42　预防阳痿

取穴：关元、中极、命门、肾俞、三阴交。

操作方法：隔姜灸，用鲜姜切成直径 2~3cm、厚 0.4~0.6cm 的薄片，中间以针刺数孔，然后置于应灸的腧穴部位或患处，再将艾炷放在姜片上点燃施灸。当艾炷燃尽，易炷再灸，每穴灸 3 壮。

疗程：1 次/天，10 次为一个疗程。

推荐意见：对于阳痿患病高危人群，可采取艾灸方法预防阳痿。[Delphi 2Ⅳ]

解释：综合利弊平衡、受术者意愿、专家建议、资源消耗与成本分析，并结合临床实际，对本治疗方案进行弱推荐。本推荐方案出自专家共识，请根据临床实际情况酌情使用。

B. 43　预防经前期紧张综合征

取穴：神门、太冲、三阴交。

操作方法：温和灸，将艾条燃着端悬于施灸部位上距皮肤 2~3cm 处，一般每穴灸 10~15 分钟，灸至受术者有温热舒适无灼痛的感觉、皮肤稍有红晕为度。

疗程：月经前 1 周施灸，1 次/天，7 次为一个疗程。

推荐意见：对于频发经前期紧张综合征者，可采取艾灸方法预防。[Delphi 2Ⅳ]

解释：综合利弊平衡、受术者意愿、专家建议、资源消耗与成本分析，并结合临床实际，对本治疗方案进行弱推荐。本推荐方案出自专家共识，请根据临床实际情况酌情使用。

B.44 预防卒中后抑郁

取穴：膈俞、胆俞。

操作方法：以艾条灸为主，点燃艾条一端，在距离施灸腧穴部位 2～3cm 处进行温和灸，以局部有温热感而无灼痛为宜。一般每处灸 10～15 分钟，至局部皮肤红晕为度。在为受术者施灸的同时辅以必要的良性暗示，引导其意念和呼吸。

疗程：1 次/天，疗程 1 月。

> 推荐意见：对于已患脑卒中者，可采取艾灸方法预防卒中后抑郁。[Delphi 2IV]

解释：综合利弊平衡、受术者意愿、专家建议、资源消耗与成本分析，并结合临床实际，对本治疗方案进行弱推荐。本推荐方案出自专家共识，请根据临床实际情况酌情使用。

B.45 预防肩关节周围炎

取穴：肩髃、肩髎、肩贞、阳陵泉、条口。

操作方法：温和灸，将艾条燃着端悬于施灸部位上距皮肤 2～3cm 处，一般每穴灸 10～15 分钟，灸至受术者有温热舒适无灼痛的感觉、皮肤稍有红晕为度。

疗程：1 次/天，10 次为一个疗程。

> 推荐意见：对于肩部易劳损者，可采取艾灸方法预防肩关节周围炎。[Delphi 1IV]

解释：综合利弊平衡、受术者意愿、专家建议、资源消耗与成本分析，并结合临床实际，对本治疗方案进行强推荐。本推荐方案出自专家共识，请根据临床实际情况酌情使用。

B.46 预防竞技紧张综合征

取穴：百会、足三里。

操作方法：温和灸，将艾条燃着端悬于施灸部位上距皮肤 2～3cm 处，一般每穴灸 15 分钟，灸至受术者有温热舒适无灼痛的感觉、皮肤稍有红晕为度。

疗程：竞技比赛前 1 周施灸，1 次/天，7 次为一个疗程。

> 推荐意见：对于竞技运动员伴竞技紧张综合征病史者，可采取艾灸方法预防。[Delphi 2IV]

解释：综合利弊平衡、受术者意愿、专家建议、资源消耗与成本分析，并结合临床实际，对本治疗方案进行弱推荐。本推荐方案出自专家共识，请根据临床实际情况酌情使用。

B.47 预防戒断综合征

取穴：内关、合谷、丰隆。

操作方法：温和灸，将艾条燃着端悬于施灸部位上距皮肤 2～3cm 处，一般每穴灸 15 分钟，灸至受术者有温热舒适无灼痛的感觉、皮肤稍有红晕为度。

疗程：1 次/天，10 次为一个疗程。

> 推荐意见：对于戒断初期者，可采取艾灸方法预防戒断综合征。[Delphi 2IV]

解释：综合利弊平衡、受术者意愿、专家建议、资源消耗与成本分析，并结合临床实际，对本治疗方案进行弱推荐。本推荐方案出自专家共识，请根据临床实际情况酌情使用。

附　录　C

（资料性附录）

不同体质艾灸养生保健推荐方案

C.1　平和质（A型）

C.1.1　总体特征

阴阳气血调和，以体态适中，面色红润，精力充沛等为主要特征。

C.1.2　形体特征

体形匀称健壮。

C.1.3　常见表现

面色、肤色润泽，头发稠密有光泽，目光有神，鼻色明润，嗅觉通利，唇色红润，不易疲劳，精力充沛，耐受寒热，睡眠良好，胃纳佳，二便正常，舌色淡红，苔薄白，脉和缓有力。

C.1.4　心理特征

性格随和开朗。

C.1.5　发病倾向

平素患病较少。

C.1.6　对外界环境适应能力

对自然环境和社会环境适应能力强。

C.1.7　艾灸养生保健推荐方案

取穴：关元、气海、足三里。

操作方法：直接灸：以中炷，3壮左右施灸，无需化脓。或应用悬起灸，每穴灸10～15分钟，至皮肤潮红为度。

C.2　气虚质（B型）

C.2.1　总体特征

元气不足，以疲乏、气短、自汗等气虚表现为主要特征。

C.2.2　形体特征

肌肉松软不实。

C.2.3　常见表现

平素语音低弱，气短懒言，容易疲乏，精神不振，易出汗，舌淡红，舌边有齿痕，脉弱。

C.2.4　心理特征

性格内向，不喜冒险。

C.2.5　发病倾向

易患感冒、内脏下垂等病；病后康复缓慢。

C.2.6　对外界环境适应能力

不耐受风、寒、暑、湿邪。

C.2.7　艾灸养生保健推荐方案

取穴：肺俞、脾俞、肾俞、气海、足三里。

操作方法：直接灸：以中炷，3～7壮左右施灸，无需化脓。或应用悬起灸，每穴灸15～30分钟，至皮肤潮红为度。

C.3 阳虚质（C 型）

C.3.1 总体特征
阳气不足，以畏寒怕冷、手足不温等虚寒表现为主要特征。

C.3.2 形体特征
肌肉松软不实。

C.3.3 常见表现
平素畏冷，手足不温，喜热饮食，精神不振，舌淡胖嫩，脉沉迟。

C.3.4 心理特征
性格多沉静、内向。

C.3.5 发病倾向
易患痰饮、肿胀、泄泻等病；感邪易从寒化。

C.3.6 对外界环境适应能力
耐夏不耐冬；易感风、寒、湿邪。

C.3.7 艾灸养生保健推荐方案
取穴：关元、足三里、脾俞、肾俞、命门、大椎。

操作方法：直接灸：以中炷或大炷，3 ~ 7 壮左右施灸，无需化脓。或应用悬起灸，每穴灸 15 ~ 30 分钟，至皮肤潮红为度。

C.4 阴虚质（D 型）

C.4.1 总体特征
阴液亏少，以口燥咽干、手足心热等虚热表现为主要特征。

C.4.2 形体特征
体形偏瘦。

C.4.3 常见表现
手足心热，口燥咽干，鼻微干，喜冷饮，大便干燥，舌红少津，脉细数。

C.4.4 心理特征
性情急躁，外向好动，活泼。

C.4.5 发病倾向
易患虚劳、失精、不寐等病；感邪易从热化。

C.4.6 对外界环境适应能力
耐冬不耐夏；不耐受暑、热、燥邪。

C.4.7 艾灸养生保健推荐方案
取穴：太溪、三阴交、肾俞、肝俞。

操作方法：慎灸。或应用悬起灸，每穴灸 5 分钟，至皮肤潮红为度。

C.5 痰湿质（E 型）

C.5.1 总体特征
痰湿凝聚，以形体肥胖、腹部肥满、口黏苔腻等痰湿表现为主要特征。

C.5.2 形体特征
体形肥胖，腹部肥满松软。

C.5.3 常见表现
面部皮肤油脂较多，多汗且黏，胸闷，痰多，口黏腻或甜，喜食肥甘甜黏，苔腻，脉滑。

C.5.4 心理特征
性格偏温和、稳重，多善于忍耐。

C.5.5　发病倾向

易患消渴、中风、胸痹等病。

C.5.6　对外界环境适应能力

对梅雨季节及湿重环境适应能力差。

C.5.7　艾灸养生保健推荐方案

取穴：脾俞、肾俞、中脘、天枢、水分、足三里、丰隆、阴陵泉。

操作方法：直接灸：以中炷或大炷，3~7壮施灸，无需化脓。或应用悬起灸，每穴灸15~20分钟，至皮肤潮红为度。

C.6　湿热质（F型）

C.6.1　总体特征

湿热内蕴，以面垢油光、口苦、苔黄腻等湿热表现为主要特征。

C.6.2　形体特征

形体中等或偏瘦。

C.6.3　常见表现

面垢油光，易生痤疮，口苦口干，身重困倦，大便黏滞不畅或燥结，小便短黄，男性易阴囊潮湿，女性易带下增多，舌质偏红，苔黄腻，脉滑数。

C.6.4　心理特征

容易心烦急躁。

C.6.5　发病倾向

易患疮疖、黄疸、热淋等病。

C.6.6　对外界环境适应能力

对夏末秋初湿热气候，湿重或气温偏高环境较难适应。

C.6.7　艾灸养生保健推荐方案

取穴：脾俞、肾俞、水分、阴陵泉、足三里、太冲。

操作方法：慎灸。或应用悬起灸，每穴灸5分钟，至皮肤潮红为度。

C.7　血瘀质（G型）

C.7.1　总体特征

血行不畅，以肤色晦暗、舌质紫黯等血瘀表现为主要特征。

C.7.2　形体特征

胖瘦均见。

C.7.3　常见表现

肤色晦暗，色素沉着，容易出现瘀斑，口唇黯淡，舌黯或有瘀点，舌下络脉紫黯或增粗，脉涩。

C.7.4　心理特征

易烦，健忘。

C.7.5　发病倾向

易患癥瘕及痛证、血证等。

C.7.6　对外界环境适应能力

不耐受寒邪。

C.7.7　艾灸养生保健推荐方案

取穴：血海、膈俞、地机、合谷、太冲。

操作方法：直接灸：以中炷，3壮左右施灸，无需化脓。或应用悬起灸，每穴灸15~20分钟，至皮肤潮红为度。

C.8 气郁质（H 型）

C.8.1 总体特征

气机郁滞，以神情抑郁、忧虑脆弱等气郁表现为主要特征。

C.8.2 形体特征

形体瘦者为多。

C.8.3 常见表现

神情抑郁，情感脆弱，烦闷不乐，舌淡红，苔薄白，脉弦。

C.8.4 心理特征

性格内向不稳定、敏感多虑。

C.8.5 发病倾向

易患脏躁、梅核气、百合病及郁证。

C.8.6 对外界环境适应能力

对精神刺激适应能力较差；不适应阴雨天气。

C.8.7 艾灸养生保健推荐方案

取穴：肝俞、期门、合谷、太冲。

操作方法：悬起灸，每穴灸 10～15 分钟，至皮肤潮红为度。

C.9 特禀质（I 型）

C.9.1 总体特征

先天失常，以生理缺陷、过敏反应等为主要特征。

C.9.2 形体特征

过敏体质者一般无特殊；先天禀赋异常者或有畸形，或有生理缺陷。

C.9.3 常见表现

过敏体质者常见哮喘、风团、咽痒、鼻塞、喷嚏等；患遗传性疾病者有垂直遗传、先天性、家族性特征；患胎传性疾病者具有母体影响胎儿个体生长发育及相关疾病特征。

C.9.4 心理特征

随禀质不同情况各异。

C.9.5 发病倾向

过敏体质者易患哮喘、荨麻疹、花粉症及药物过敏等；遗传性疾病如血友病、先天愚型等；胎传性疾病如五迟（立迟、行迟、发迟、齿迟和语迟）、五软（头软、项软、手足软、肌肉软、口软）、解颅、胎惊、胎痫等。

C.9.6 对外界环境适应能力

适应能力差，如过敏体质者对易致过敏季节适应能力差，易引发宿疾。

C.9.7 艾灸养生保健推荐方案

取穴：肺俞、心俞、肝俞、脾俞、肾俞、神阙。

操作方法：慎灸。尽量避免直接灸。或应用悬起灸，每穴灸 5 分钟，至皮肤潮红为度。

参 考 文 献

[1] 陆寿康．刺法灸法学［M］．北京：中国中医药出版社，2011．

[2] 石学敏．针灸学［M］．北京：中国中医药出版社，2012．

[3] 王富春．刺法灸法学［M］．第2版．上海：上海科学技术出版社，2013．

[4] 方剑乔，王富春．刺法灸法学（本科中医药类/针推学）［M］．北京：人民卫生出版社，2012．

[5] 东贵荣，马铁明．刺法灸法学［M］．北京：中国中医药出版社，2012．

[6] 龚廷贤．寿世保元［M］．北京：人民卫生出版社，2005．

[7] 崇桂琴，马元，孙洪胜，等．督灸治疗强直性脊椎炎的临床与镇痛机理研究［J］．针灸临床杂志，1999，15（6）：46－47．

[8] 陈日新，陈明人，康明非．热敏灸实用读本［M］．北京：人民卫生出版社，2009．

[9] 刘承梅，冯晓东，刘飞来，等．脐灸治疗脑卒中后便秘的疗效［J］．中国康复理论与实践，2015，21（10）：1209－1211．

[10] 张杲．医说［M］．北京：中医古籍出版社，2012．

[11] 王执中．针灸资生经针经摘英集［M］．北京：人民卫生出版社，2007．

[12] 王建文，李梅，叶芝兰，等．针灸干预女性亚健康46例［J］．中国中医药现代远程教育，2014，12（8）：123．

[13] 徐莺莺，胡丙成．艾灸治疗亚健康状态60例临床疗效分析［J］．中国初级卫生保健，2013，27（4）：99－100．

[14] 王维维．实按灸法干预亚健康态颈部不适的疗效评价及优势研究［D］．成都：成都中医药大学，2012．

[15] 董沛华．督灸疗法改善气虚型亚健康状态的临床研究［D］．济南：山东中医药大学，2013．

[16] 王进东，张春华，胡世平．通督温阳灸法治疗阳虚质亚健康状态临床研究［J］．新中医，2015，47（2）：187－189．

[17] 庞勇，黄小丽，王晓荷．热敏灸疗法调养阳虚质亚健康人群60例疗效观察［J］．四川中医，2013，31（9）：151－152．

[18] 丰芬，阎博华，张晓舒，等．改良长蛇灸治疗阳虚质亚健康患者57例［J］．上海中医药杂志，2014，48（7）：55－57．

[19] 张永艳．脐灸疗法干预阳虚体质人群的疗效观察［J］．针刺研究，2012，37（5）：409－411，421．

[20] 甘福生，钟艳萍，张四喜．热敏灸治疗亚健康人群高黏血症的临床观察［J］．中国医疗前沿，2013，8（22）：28－29．

[21] 石学慧，叶海敏，张鹏，等．麦粒灸对躯体亚健康人群生存质量影响的临床研究［J］．中医临床研究，2013，5（21）：7－9．

[22] 何竞，张华，张俊，等．热敏灸结合天王补心汤治疗阴虚火旺型亚健康失眠30例［J］．中国中医药现代远程教育，2014，12（4）：44－45．

[23] 王小迪．针灸预防运动性疲劳的临床研究［D］．济南：山东中医药大学，2005．

[24] 袁心慧，姚真，董惠娟．隔姜灸联合止吐药预防化疗致胃肠道反应 50 例效果观察［J］．齐鲁护理杂志，2014，20（3）：121 – 122.

[25] 郭静．中医隔姜灸治疗肿瘤患者化疗所致胃肠道反应效果观察［J］．白求恩军医学院学报，2013，11（6）：553 – 554.

[26] 张笑菲．隔姜灸预防癌症化疗毒副作用及对生存质量影响的临床研究［D］．广州：广州中医药大学，2008.

[27] 梁久菊，唐琳，王恩成，等．隔姜灸减轻肺癌化疗中副反应的临床研究［J］．光明中医，2014，29（9）：1841 – 1842.

[28] 徐颂安，杨佳，赵百孝．隔姜灸对化疗期毒副反应及生存质量影响的临床观察［J］．环球中医药，2014，7（12）：901 – 905.

[29] 阮奕，张卫星，王希安，等．隔药灸预防胃癌化疗相关性呕吐临床观察［J］．中华中医药学刊，2014，32（11）：2664 – 2666.

[30] 肖伟，汪瑛，孔红兵，等．温和灸在预防化疗消化道反应的疗效评价［J］．中国临床新医学，2009，2（11）：1134 – 1136.

[31] 杨茜．温和灸治疗肿瘤化疗患者骨髓抑制的临床观察［D］．南京：南京中医药大学，2014.

[32] 蓝红霞．温灸器行隔姜灸预防肿瘤患者化疗后呕吐的临床观察［J］．广西中医药大学学报，2013，16（2）：37 – 39.

[33] 易臻，肖春玲，赖姿娜，等．隔药灸预防干扰素所致病毒性肝炎病人骨髓抑制的效果观察［J］．护理研究，2014，28（6）：1998 – 1999.

[34] 梁久菊，罗光宇，杜再坪．药物灸预防消化道肿瘤化疗导致骨髓抑制临床观察［J］．中国中医急症，2012，21（8）：1330 – 1331.

[35] 李丽霞，王婷．直接灸四花穴预防肺癌化疗药物所致白细胞减少的临床观察［C］．广州：广东省针灸协会第十一次学术研讨会，2010：232 – 233.

[36] 王玉连，刘姝君．艾灸刺激对肛肠病术后尿潴留预防作用的临床观察［J］．世界中西医结合杂志，2013，8（10）：1034 – 1036.

[37] 岳艳．隔附子饼灸预防下肢骨折术后排尿困难的临床疗效观察［D］．杭州：浙江中医药大学，2013.

[38] 杨燕丽，张黎，王斌，等．隔葱灸预防肛肠术后排尿障碍 80 例临床观察［J］．云南中医中药杂志，2015，36（1）：112.

[39] 王玉妃，梁肖霞，潘碧妃．穴位艾条温灸预防产后尿潴留的效果观察［J］．护理与康复，2012，11（12）：1154 – 1155.

[40] 吴汉泉，周兵．腧穴艾灸预防肛肠病术后急性尿潴留疗效观察［J］．实用中医药杂志，2014，30（2）：147 – 148.

[41] 杨秀英．艾灸预防痔瘘术后尿潴留的护理体会［J］．当代护士，2014，10：98.

[42] 邹学敏，魏雪飞，应征，等．早期艾条温和灸预防混合痔术后尿潴留的临床研究［J］．护理研究，2014，28（6）：98 – 99.

[43] 李硕熙．灸药并用减少气虚质女性人流术后阴道流血的临床研究［D］．广州：广州中医药大学，2012.

［44］褚桂莲，莫子华，许晓菲，等．缩宫素与艾灸联合应用预防宫缩乏力性产后出血临床观察
　　　［J］．右江民族医学院学报，2010，6：890－891．

［45］尹明华．艾灸子宫穴预防产后出血的疗效观察［J］．中国社区医师，2011，33：146．

［46］陈松．艾灸预处理预防延迟性肌肉酸痛症的临床观察［D］．武汉：湖北中医药大学，2011．

［47］郑有鑫，郑有福，苏伟，等．神阙灸预防化脓性阑尾炎术后肠粘连临床观察［J］．中国中医药
　　　信息杂志，2013，20（2）：83－84．

［48］康梦如．热敏灸疗法对腹部手术后胃肠功能恢复的影响［D］．广州：广州中医药大学，2014．

［49］陈媚媚，吴玉如，余榕，等．艾箱灸联合整肠散贴敷对剖宫产术后排气的临床研究［J］．中医
　　　药临床杂志，2014，26（8）：850－852．

［50］罗三娇，尹菊兰．艾灸神厥穴预防腹部手术后腹胀效果观察［J］．井冈山医专学报，2008，15
　　　（6）：40，53．

［51］徐旭娟，张凤，刘东华，等．针刺艾灸预防妇科恶性肿瘤术后胃肠功能紊乱［J］．江苏医药，
　　　2009，35（11）：1372－1373．

［52］宋亚光，袁慧，徐兰凤．艾灸神阙等对宫颈癌放疗患者近期腹泻的临床观察［J］．南京：南京
　　　中医药大学学报，2003，19（2）：107－108．

［53］徐双凤．艾灸配合阿昔洛韦预防带状疱疹后遗神经痛［J］．湖北中医杂志，2006，28
　　　（5）：33．

［54］段昱方，李楠，张海滨，等．艾灸预防血液透析中肌肉痉挛临床观察［J］．辽宁中医杂志，
　　　2014，41（7）：1508－1510．

［55］周培红．艾灸预防静脉滴注甘露醇所致静脉炎的效果观察［J］．护理与康复，2014，13（6）：
　　　573－574．

［56］吕艳．艾灸预防输液并发静脉炎临床观察［J］．广西中医药，2003，26（1）：12－13．

［57］陈有国．秋分节气期间艾灸神阙穴预防肠胃病的临床研究［J］．上海针灸杂志，2014，33
　　　（11）：1028－1029．

［58］罗东．开胸术后应用艾灸涌泉穴预防下肢深静脉血栓形成的探究［J］．实用中西医结合临床，
　　　2014，14（8）：8－9．

［59］张云云，李航．艾灸涌泉穴预防开胸术后下肢深静脉血栓形成的疗效观察［J］．现代中西医结
　　　合杂志，2011，20（28）：3563－3564．

［60］徐正海．逆灸预防绝经后骨质疏松症的临床观察［J］．中国中医药信息杂志，2001，8
　　　（1）：79．

［61］陈明人，迟振海，张波，等．热敏灸干预中风先兆症的临床疗效观察［J］．江西中医药，
　　　2011，42（337）：21－23．

［62］冯玉文，叶成亮，林郑全，等．辨证施灸治疗原发性高血压预防中风的观察［J］．中日友好医
　　　院学报，1988，2（3）：160－163．

［63］周艳琼．远近取穴温和灸在预防老年股骨颈骨折患者便秘中的应用［J］．护理实践与研究，
　　　2013，10（24）：36－37．

［64］李秀娟，孙艳华，张娱，等．灸神阙穴预防骨折卧床患者便秘的护理观察［J］．中国医疗前
　　　沿，2010，5（19）：79．

［65］楚佳梅，包烨华，李丽萍，等．热敏灸预防脑卒中后便秘临床观察［J］．中华中医药学刊，2013，31（1）：217 –219.

［66］马新苹．冬病夏治隔姜灸治疗女性手部Ⅰ、Ⅱ度冻疮的临床观察［D］．成都：成都中医药大学，2013.

ICS 11.120
C 05

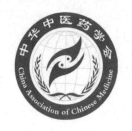

团 体 标 准

T/CACM 1076—2018

中医治未病技术操作规范
熏　洗

Technique specifications for treating *weibing* in Chinese medicine
Fumigation and washing therapy

2018−09−17 发布　　　　　　　　　　　　　　2018−11−15 实施

中华中医药学会 发布

前　言

本规范按照 GB/T 1.1—2009 给出的规则起草。

本规范由中华中医药学会提出并归口。

本规范主要起草单位：首都医科大学附属北京中医医院、中国中医科学院。

本规范参与起草单位：江西中医药大学附属医院、河北省中医院、湖南中医药大学第一附属医院、重庆市中医院、北京中医药大学东直门医院、北京中医药大学附属护国寺中医医院、辽宁中医药大学附属医院、济南市中医医院、杭州市红十字会医院、黑龙江省中医药科学院。

本规范主要起草人：王麟鹏、何丽云、张涛、李彬、刘存志、刘慧林、杜鑫。

本规范参与起草人：周炜、海英、冯树军、金亚蓓、白妍、付勇、章薇、袁军、王竹行、王军。

本规范专家组成员：郭义、陈泽林、赵雪、李桂兰、翟伟、王金贵、郭永明、王红、孟向文、潘兴芳、史丽萍、汤毅、房纬、高希言、谭亚芹、吴焕淦、杨华元、杨永清、东贵荣、贾春生、陈跃来、刘堂义、方剑乔、杨骏、高树中、齐瑞、吴强、石现、孙建华、倪光夏、何丽云、王频、车戬、陈以国、裴景春。

本规范为首次发布。

引　言

　　本规范是我国用于指导和规范中医熏洗疗法在治未病应用中操作的规范性文件。编写和颁布本规范的目的在于为目前各级各类医院及医疗保健机构提供熏洗法治未病技术临床操作的规范，指导相关医师及保健人员正确使用中医熏洗疗法防治疾病。使中医熏洗疗法应用更加规范化、更具安全性，从而使之更好地为广大民众的健康服务。

　　本规范是根据中医熏洗疗法的临床优势，针对特定临床情况，参照古代文献、名医经验以及现代最佳临床研究证据，结合患者价值观和意愿，系统研制的帮助临床医生和患者做出恰当选择的指导性意见。

　　本规范制定的总体思路是：在中医熏洗疗法治未病实践与临床研究的基础上，遵循循证医学的理念与方法，将国际公认的证据质量评价与推荐方案分级的规范，和古代文献证据、名老中医专家临床证据相结合，形成标准初稿，并将临床研究证据与大范围专家共识性意见相结合，制定出能确保熏洗疗法的临床疗效和安全性，能够有效指导临床实践的指导性意见。

　　本规范推荐方案的证据等级主要采用世界卫生组织（WHO）等推荐的 GRADE（Grading of recommendations assessment, development and evaluation）系统，即推荐分级的评价、制定与评估的系统，其中推荐等级分为强推荐与弱推荐两级。强推荐的方案是估计变化可能性较小、个性化程度低的方案，而弱推荐方案则是估计变化可能性较大、个性化程度高、患者价值观差异大的方案。对于缺乏随机对照临床研究证据或缺乏文献支持的疾病预防推荐方案，采用 2001 年国际感染论坛（ISF）提出的 Delphi 分级标准。本规范推荐方案仅将目前获取到的最新证据以附录形式列在操作规范后面，供本规范使用者参考。

中医治未病技术操作规范 熏洗

1 范围

本规范规定了中医熏洗疗法的术语和定义、操作步骤与要求、注意事项与禁忌。

本规范适用于对各级各类医院及医疗保健机构进行熏洗疗法治未病操作的规范管理，指导相关医师及技师正确使用中医熏洗疗法防治疾病。个人自行进行熏洗疗法防治疾病，也可以此作为参照。

2 规范性引用文件

下列文件中的条款通过本规范的引用而成为本规范的条款。凡是注日期的引用文件，仅所注日期的版本适用于本规范。凡是不注日期的引用文件，其最新版本适用于本规范。

GB 5749—2006 生活饮用水卫生标准

GB 9665—1996 公共浴室卫生标准

GB 15982—2012 医院消毒卫生标准

GB 15981—1995 消毒与灭菌效果的评价方法与标准

GB/T 30219—2013 中药煎药机

WS 310.2—2009 医院消毒供应中心 第2部分：清洗消毒及灭菌技术操作规范

中华人民共和国药典

3 术语和定义

下列术语和定义适用于本规范。

3.1

熏洗疗法 Fumigation and washing therapy

将不同药物（处方）加清水煎煮后，趁热先用蒸汽熏疗，待药液降温后，再用药液洗浴、浸浴全身或局部以达到调整机体功能，防治疾病目的的外治方法。

3.2

文火 Gentle heat

使温度上升及水液蒸发缓慢的煎药火候，又称小火。

3.3

武火 High heat

使温度上升及水液蒸发迅速的煎药火候，又称大火、急火。

4 操作步骤与要求

4.1 施术前准备

4.1.1 熏洗器具

根据受术者的体质、年龄、病情和操作部位的不同，可选用不同的熏洗器具。熏洗器具应完整无破损，器具的内外应适度光滑无毛糙。熏洗前将所使用的器械、物品准备完善。冬季熏洗时，应注意保暖，事先开启取暖设备。常用熏洗器具的种类参见附录A。

4.1.2 部位

应根据防治疾病的目的选取适当的治疗部位。

熏洗部位有伤口时，应做好无菌处理并事先做好换药的准备工作。

4.1.3 体位

熏洗前应安排好受术者体位，充分暴露熏洗部位。

熏洗时对受术者体位的选择应以施术者施术方便、受术者熏洗时舒适且能持久保持为原则。受术者常用的体位有卧位和坐位。

4.1.3.1 卧位

4.1.3.1.1 仰卧位

适用于头、颈、腰、背、臀、下肢等部位的熏洗。

4.1.3.1.2 俯卧位

适用于颜面、胸、腹、下肢等部位的熏洗。

4.1.3.1.3 侧卧位

适用于身体侧面部位的熏洗。

4.1.3.2 坐位

4.1.3.2.1 仰靠座位

适用于头、颈、肩背等部位的熏洗。

4.1.3.2.2 俯伏坐位

适用于前额、颜面、眼、上肢、颈和胸等部位的熏洗。

4.1.3.2.3 侧伏坐位

适用于单侧头、颜面、颈、耳等部位的熏洗。

4.1.3.3 特殊体位

根据熏洗部位而定，以受术者舒适、施术者易于操作为原则。

4.1.4 环境

应保持环境安静，清洁卫生，避免污染，温度适宜（约26℃）。熏洗时适度保持室内空气流通。

4.1.5 消毒

熏洗器具消毒、接触物品消毒以及对治疗室消毒等要求均应符合 GB 9665—1996、GB 15982—2012 及 WS 310.2—2009 的规定。

施术者双手、受术者熏洗部位术前应清洗干净。

4.1.6 备药

4.1.6.1 药物选择

宜选用植物类药，部分情况可选用动物类药和矿石类药。所用中药饮片应符合《中华人民共和国药典》的规定。

根据病情辨证处方，熏洗治未病推荐性处方参见附录 B。

4.1.6.2 药液制备

4.1.6.2.1 煎药器皿

符合 GB/T 30219—2013 规定的中药煎药机，也可选用煎药锅、砂锅等常规煎药器皿。

4.1.6.2.2 用水要求

选用自来水、纯净水或矿泉水，应符合 GB 5749—2006 的规定。

4.1.6.2.3 煎煮方法

药物在煎煮前宜加冷水或温水浸泡30～60分钟。

武火煮沸后宜用文火再煎10～30分钟。宜适当减少有易挥发成分药物的煎煮时间。

4.1.6.3 药液储存

药液宜现用现制，宜用清洁容器置于阴凉干燥处存放。

4.2 施术方法

根据熏洗的部位不同，可将熏洗疗法分为全身熏洗法和局部熏洗法。

4.2.1 全身熏洗法

4.2.1.1 操作步骤

将煎好的药液 500～1500mL 倒入放有适量热水的浴盆（或木桶或水缸）内，调制水温约至 60℃，内置一把小凳，凳面高出水面 10cm，受术者蹲坐在小凳上（或内置高度不同的两把小凳，受术者坐在高凳上，双足放在低凳上），外罩塑料薄膜或布单，勿使热气外泄，受术者仅头部外露，借药物蒸汽进行熏蒸。视蒸汽温度而调节药液温度。

待药液温度适宜时，或加水调制水温至 38～45℃，受术者浸于药液内沐浴，以头面部微微汗出为宜。

4.2.1.2 操作时间

每次 30～40 分钟，每日或 2～3 日一次，一般 10 次为 1 疗程。

注：体质虚弱及老年人熏洗时间不宜过长，临床操作应根据年龄、体质、身体状况等决定。

4.2.2 局部熏洗法

4.2.2.1 足部熏洗法

4.2.2.1.1 操作步骤

将煎好的药液倒入浴盆（或木桶或足浴桶）内，加水调制水温约至 60℃，内置小凳一把，凳面略高出水面，使受术者坐于床沿或椅子上，把双足或单足放在小凳上，用塑料薄膜或布单外罩受术者腿部及盆口，进行熏蒸。视蒸汽温度而调节药液温度。

待药液温度适宜时，或加水调制水温至 38～45℃，把足部浸于药液中泡洗。根据病情需要，泡洗时药液可浸至踝关节或膝关节附近。洗足时可以用手摩擦双足的穴位，以增强刺激量。

4.2.2.1.2 操作时间

每次 20～30 分钟，每日或 2～3 日一次，一般 10 次为 1 疗程。

4.2.2.2 手部熏洗法

4.2.2.2.1 操作步骤

将煎好的药液倒入浴盆（或木桶）内，加水调制水温约至 60℃，把手架在盆上，以塑料薄膜、布单或毛巾遮盖住手及盆口，进行熏蒸。视蒸汽温度而调节手部与药液距离，或调节药液温度。

待药液温度适宜时，或加水调水温至 38～45℃，把手或腕关节或前臂浸于药液中进行泡洗。

4.2.2.2.2 操作时间

每次 20～30 分钟，每日可 1 次或数次，或 2～3 日一次，一般 10 次为 1 疗程。

4.2.2.3 肢体熏洗法

4.2.2.3.1 操作步骤

将煎好的药液倒入浴盆（或木桶）内，加水调水温约至 60℃，将肢体分别架在盆上，用塑料薄膜或布单遮盖，进行熏蒸。视蒸汽温度而调节肢体与药液距离，或调节药液温度。

待药液温度适宜时，或加水调水温至 38～45℃，把肢体浸于药液内进行泡洗。

4.2.2.3.2 操作时间

每次 20～30 分钟，每日 1～2 次，或 2～3 日一次，一般 10 次为 1 疗程。

4.2.2.4 头部熏洗法

4.2.2.4.1 操作步骤

将煎好的药液倒入浴盆（或木桶）内，加水调水温约至 60℃，受术者采取合适体位，将头颅后枕部或头颅颞侧对准药盆（若为长发可盘起）进行熏蒸。视蒸汽温度而调节头部与药液距离，或调节药液温度。

待药液温度适宜时，或加水调水温至 38～45℃，将头部浸泡在药液中，双手不断地进行搓洗，让头部皮肤和头发充分接触药液。

4.2.2.4.2 操作时间

每次 15 ~ 20 分钟，每 1 ~ 2 日一次，一般 10 次为 1 疗程。

4.2.2.5 面部熏洗法

4.2.2.5.1 操作步骤

将煎好的药液倒入盆内，加水调水温约至 60℃，将面部靠近药盆，使蒸汽充分熏蒸面部。视蒸汽温度而调节面部与药液距离，或调节药液温度

待水温适宜后，不断地用手掌捧起药液洗浴面部或用毛巾浸湿药液擦洗面部。

注：熏洗时应注意面部和盛药液器皿间的距离，使蒸汽热度适中，以免烫伤面部皮肤。

4.2.2.5.2 操作时间

每次 10 ~ 15 分钟，每日 1 ~ 2 次，一般 10 次为 1 疗程。

4.2.2.6 眼部熏洗法

4.2.2.6.1 操作步骤

将煎好的药液倒入茶杯或洗眼杯内，加水调水温约至 60℃，受术者低头，闭合患眼，把患眼靠近杯口，使药液蒸汽熏蒸患眼。视蒸汽温度而调节患眼与药液距离，或调节药液温度。

待水温适宜后，用消毒纱布蘸取药液淋洗或擦洗患眼（闭合患眼）。

4.2.2.6.2 操作时间

每次 10 ~ 15 分钟，每日可 1 次或数次，一般 10 次为 1 疗程。

4.2.2.7 臀部熏洗法（坐浴）

4.2.2.7.1 操作步骤

将煎好的药液倒入盆中或特制的坐浴盆内，加水调水温约至 60℃，受术者暴露臀部蹲坐于药盆或坐浴盆上方进行熏蒸。视蒸汽温度而调节臀部与药液距离，或调节药液温度。

待药液温度适宜时，或加水调水至 38 ~ 45℃，将肛门、会阴部及臀部浸于盆中泡洗。

4.2.2.7.2 操作时间

每次 20 ~ 30 分钟，每日 1 次或数次，一般 10 次为 1 疗程。

4.3 施术后处理

熏洗完毕后，用 38 ~ 45℃的清水冲洗熏洗部位或全身以洗掉身上残留的药液，用干毛巾或浴巾擦干熏洗部位或全身，适量饮水，避免受风寒。如为全身熏洗则应换穿干净衣物，卧床休息 10 ~ 15分钟。

如有伤口，熏洗完毕后，应用消毒纱布擦干患处，根据伤口情况进行换药处理。

熏洗完毕后，将熏洗器具清洗后消毒、干燥，放置整齐，以备用。

5 注意事项

——熏洗时需注意保暖，避免风吹，室温控制适宜。

——熏洗过程中应根据受术者对热的耐受程度随时调节熏蒸距离，严格控制并随时调节药液温度，避免烫伤。

——餐前 30 分钟、餐后 1 小时内、醉酒、过饥、过饱、过渴、极度疲劳等状态下不宜进行熏洗。

——若受术者在熏洗过程中出现头晕等不适，应立即停止熏洗，卧床休息，必要时可饮用白糖水或温开水。

——对于年老体弱、幼儿，以及患有心脑血管疾病、肺功能不全、肝肾功能不全、糖尿病等疾病者，不宜单独进行熏洗，应有人陪同，且熏洗时间不宜过长。

——药物配制应严格按照方剂剂量和制法要求进行，药液应当日使用，不宜过夜，以免发霉变质。

——头面部、腰骶部以及生殖器等敏感部位，不宜选用刺激性或腐蚀性的药物。小儿皮肤嫩薄，

尤其不宜。方中若含有毒性药物，应根据病情，严格控制用法用量。熏洗方药禁口服，并且防止溅入口、眼、鼻等五官孔窍中。

——熏洗时，若出现皮肤过敏者，应停止熏洗，皮肤专科随诊。有皮肤破损者可根据临床情况选用适宜的熏洗方法。

——熏洗后不宜立即站起以防出现体位性低血压。

6 禁忌

6.1 禁忌病症

——急性创伤的24小时以内禁止熏洗；

——急性传染病、严重心脏病、严重肺系疾病、严重高血压病、严重肝肾功能异常、动脉瘤、未明确原因的高热以及有出血倾向等疾病者禁用熏洗法；

——急性出血性疾病者禁用熏洗法；

——危重外科疾病，严重化脓感染疾病，禁用熏洗法；

——肢体动脉闭塞性疾病，发生肢体干性坏疽者禁用熏洗法。

6.2 禁忌部位

面部急性炎症伴渗出部位、眼部急性出血部位、皮肤肿瘤（肿块）部位、皮肤溃烂部位、皮肤脓肿部位、肛周脓肿部位，禁用熏洗法。

6.3 禁忌人群

——皮肤高度过敏及传染性皮肤病，慎用熏洗法；

——妊娠期、月经期妇女不宜行臀部熏洗法，其他熏洗法在无药物禁忌的情况下可酌情使用；

——精神紧张、疲劳、饮酒后，以及过饥、过饱、烦渴者，慎用熏洗法。

附 录 A

(资料性附录)

常用熏洗器具的种类

A.1 传统器具

A.1.1 浴盆

浴盆应保证有一定的水容量,用于全身熏洗。

A.1.2 木桶

木质桶状容器。用于全身熏洗或四肢手足等处的熏洗。

A.1.3 水缸

家庭使用的水缸。没有浴盆、木桶时代替使用。

A.1.4 坐浴盆

用于肛门及会阴部疾病的坐浴熏洗。

A.1.5 面盆

家庭用的搪瓷或塑料洗脸盆,用于头面部、四肢、手足部的熏洗,也可代替坐浴盆用。

A.1.6 小喷壶

用于淋洗患处。

A.1.7 洗眼杯

用于眼部疾病的熏洗。

A.1.8 小木凳或带孔眼木架

用于熏洗时放置患肢。

A.2 新型器具

A.2.1 中药手足熏蒸仪

用于手足局部熏洗。

A.2.2 熏蒸床

用于局部或全身熏蒸。

A.2.3 熏蒸仓

用于全身熏洗。

A.2.4 超声雾化熏洗仪

用于局部熏洗。

A.2.5 眼部熏蒸仪

用于眼部熏洗。

A.2.6 面部熏蒸仪

用于头面部熏洗。

附　录　B

（资料性附录）

熏洗治未病临床推荐方案

B.1　预防感冒

方一：防感固表汤。

药物组成：黄芪30g，防风、白术、桂枝、白芍、荆芥、炙甘草各10g。

操作方法：上药加水2000mL浸泡后，煎沸15分钟，过滤去渣取汁，将药液倒入浴盆中，再加热水3000mL，趁热以蒸汽熏蒸全身，待药液温度适宜时，或加水调水温至38～45℃，做全身浸浴。每次熏洗20～30分钟，每周1～2次，每剂可用2次，5次1疗程。

方二：荆芥薄荷汤。

药物组成：荆芥、石菖蒲各20g，薄荷、茉莉花瓣各10g，柳树枝15g，木贼草、牛蒡根各30g。

操作方法：上药加水2000mL浸泡后，煎沸15分钟，过滤去渣取汁，将药液倒入浴盆中，再加热水3000mL，趁热以蒸汽熏蒸全身，待药液温度适宜时，或加水调水温至38～45℃，做全身浸浴。每次熏洗20～30分钟，每周1～2次，每剂可用2次，5次1疗程。

方三：谷精茵陈汤。

药物组成：桑叶、茵陈各20g，草决明15g，谷精草、白菊花、木瓜各30g，僵蚕、薄荷各5g。

操作方法：上药加水2000mL浸泡后，煎沸15分钟，过滤去渣取汁，将药液倒入浴盆中，趁热以蒸汽熏蒸全身，待药液温度适宜时，或加水调水温至38～45℃，做全身浸浴。每次熏洗20～30分钟，每周1～2次，5次1疗程。

方四：荆薄防疫汤。

药物组成：荆芥20g，薄荷15g，鱼腥草20g，郁金10g，冰片3g，丁香15g，大青叶30g，佩兰10g，石菖蒲15g，艾叶15g。

操作方法：上药加水2000mL浸泡后，煎沸15分钟，过滤去渣取汁，倒入装有热水的浴盆中，趁热以蒸汽熏蒸全身，待药液温度适宜时，或加水调水温至38～45℃，做全身浸浴，并以纱布蘸药液遍擦至皮肤发红。每次熏洗20～30分钟，每周1～2次，5次1疗程。

> 推荐建议：①防感固表汤：益气固表，调和营卫，适用于气虚体质的感冒易感人群。②荆芥薄荷汤：辛温解表，开窍散邪，适用于外感风寒后出现感冒前驱症状者。③谷精茵陈汤：祛风散邪，开窍散邪，适用于有风热感冒前驱症状者。④荆薄防疫汤：祛风散热，开窍爽神，适用于流行性感冒的预防，流感季节使用本方1个疗程可起到预防作用。［Delphi 1IV］

解释：经过专家意见共识，综合利弊平衡、患者意愿、资源消耗与成本分析，并结合临床实际，对本方案进行强推荐。本推荐方案出自专家共识，请根据临床实际情况酌情使用。

B.2　预防压疮

方剂：熏洗方。

药物组成：艾叶30g，细辛10g，当归30g，干姜10g，川芎30g。

操作方法：将上方药加水2000mL浸泡后，煎沸20分钟，过滤去渣取汁，将药液倒入熏蒸床的药袋内，趁热熏蒸，待药液温度适宜时，或加水调水温至38～45℃，以毛巾或纱布蘸药液擦洗各骨突出部位，每次20～30分钟，每日1次，连续10次为1疗程。

推荐建议：本熏洗方可温经通络，活血化瘀，适用于压疮的预防。熏洗过程中可轻轻按摩局部。
[Delphi 1IV]

解释：经过专家意见共识，综合利弊平衡、患者意愿、资源消耗与成本分析，并结合临床实际，对本方案进行强推荐。本推荐方案出自专家共识，请根据临床实际情况酌情使用。

B.3 预防冻疮

方一：椒枝煎。

药物组成：胡椒、桂枝、桑枝各20g，白及、丹参、白芷各15g，透骨草30g，细辛、木香、三七、伸筋草各10g。

操作方法：上药加水2000mL，煎煮20~30分钟，过滤去渣取汁，将药液倒入木桶中，趁热以蒸汽熏蒸，待药液温度适宜时，或加水调制水温至38~45℃，浸泡肢体，每次浸泡30分钟，冷则加温。每日1剂，每日早、晚各1次，连用1周。

方二：防冻洗剂。

药物组成：桂枝、当归、伸筋草、艾叶各20g。

操作方法：上药加水2000mL，煎沸20~30分钟，过滤去渣取汁，将药液倒入盆内，或加入白酒50mL，趁热以蒸汽熏蒸，待药液温度适宜时，或加水调水温至38~45℃，浸泡易患部位，每次浸泡30分钟，冷则加温。每日1剂，每日早、晚各1次，连用1周。

推荐建议：两方均具有温经散寒，活血通络的功效，适用于素体阳虚、不耐寒冷之人预防冻疮的发生。[Delphi 1IV]

解释：经过专家意见共识，综合利弊平衡、患者意愿、资源消耗与成本分析，并结合临床实际，对本方案进行强推荐。本推荐方案出自专家共识，请根据临床实际情况酌情使用。

B.4 预防红色粟粒疹（痱子）

方一：樟脑汤。

药物组成：樟脑、冰片各6g，黄柏、滑石各10g，石膏20g，炉甘石15g。

操作方法：上药除樟脑、冰片外共研细末，装入纱布袋，扎紧口，加水2000mL，浸泡20分钟后，煎沸15分钟，过滤去渣取汁，加入樟脑、冰片，将药液倒于木盆，再加热水3000mL，趁热以蒸汽熏蒸，待药液温度适宜时，或加水调水温至38~45℃，做全身浸浴，每次30分钟。每日1剂，每日1次，10次为1疗程。

方二：败酱明矾煎。

药物组成：败酱草、明矾各30g。

操作方法：上药加水1000mL，煎沸10分钟，过滤去渣取汁，将药液倒入盆内，趁热以蒸汽熏蒸，待药液温度适宜时，或加水调水温至38~45℃，用纱布蘸药液擦洗多汗及皮肤皱褶部位，如头面、颈项、胸背、腋下、肘窝、腹股沟等，每次30分钟。每日1剂，每日1次，10次为1疗程。

推荐建议：两方均具有清热解毒，收湿止痒的功效，适用于预防红色粟粒疹（痱子）。小儿或肥胖之人夏季多汗者选败酱明矾煎效果尤佳。[Delphi 1IV]

解释：经过专家意见共识，综合利弊平衡、患者意愿、资源消耗与成本分析，并结合临床实际，对本方案进行强推荐。本推荐方案出自专家共识，请根据临床实际情况酌情使用。

B.5 预防接触性皮炎（漆疮）

方剂：清热解毒汤。

药物组成：桑叶、甘草各 30g，蒲公英、野菊花各 20g。

操作方法：上药加水 3000mL，侵泡 10 分钟后，煎沸 20 分钟，去渣取汁，候冷备用。凡接触油漆以后，将药液加热后趁热以蒸汽熏蒸，待药液温度适宜时，或加水调水温至 38 ~ 45℃，将双手浸入药液中，并以纱布洗净油漆；如从事喷漆工作，则进行全身熏洗。每次工作完毕均须用药，每次熏洗 30 分钟。

> 推荐建议：本方可疏风止痒，清热解毒，适用于以往有接触性皮炎病史者，接触相关物质前，预防接触性皮炎（漆疮）。[Delphi 1IV]

解释：经过专家意见共识，综合利弊平衡、患者意愿、资源消耗与成本分析，并结合临床实际，对本方案进行强推荐。本推荐方案出自专家共识，请根据临床实际情况酌情使用。

B.6 预防新生儿皮肤病

方剂：益母草洗剂。

药物组成：益母草 150g。

操作方法：上药加水 2000mL，浸泡 5 分钟后，煎沸 15 分钟，将药液倒入盆内，趁热以蒸汽熏蒸，待药液温度适宜时，或加水调水温至 38 ~ 45℃，浸泡、擦洗全身，每次熏洗 15 ~ 30 分钟。每日 1 次，连用 5 日。

> 推荐建议：本方适用于预防新生儿皮肤病。[Delphi 2IV]

解释：经过专家意见共识，综合利弊平衡、患者意愿、资源消耗与成本分析，并结合临床实际，对本方案进行弱推荐。本推荐方案出自专家共识，请根据临床实际情况酌情使用。

B.7 消除疲劳

方一：消疲 I 号。

药物组成：石菖蒲 20g，薄荷 10g，荆芥 15g，胡椒 15g，郁金 15g，冰片 3g。

操作方法：将上方前 5 味药加水 2000mL，浸泡 10 分钟，煎沸 15 分钟，去渣取汁，将冰片研细末，加入后充分摇匀，将药液倒入装有热水的浴缸内，熏洗全身。熏洗后以温水冲洗皮肤。每次20 ~ 30 分钟，每日或隔日 1 次，10 次为 1 疗程。

方二：消疲 II 号。

药物组成：石菖蒲 20g，艾叶 25g，藁本 20g，辛夷 15g，茉莉花 10g，藿香 10g。

操作方法：将上方加水 2000mL，浸泡 10 分钟，煎沸 15 分钟，去渣取汁，将药液倒入装有热水的浴缸内，熏洗全身，熏洗后以温水冲洗皮肤。每次 20 ~ 30 分钟，每日或隔日 1 次，10 次为 1 疗程。

> 推荐建议：①消疲 I 号：可提神、爽身，适用于工作疲劳、精神不振或长时间用脑者；②消疲 II 号：可芳香开窍，宣解表邪，适用于各种原因所致疲劳、精神不振，尤以外感风寒引起者。[Delphi 1IV]

解释：经过专家意见共识，综合利弊平衡、患者意愿、资源消耗与成本分析，并结合临床实际，对本方案进行强推荐。本推荐方案出自专家共识，请根据临床实际情况酌情使用。

B.8 抗衰老

方一：人参汤。

药物组成：人参（可用党参代替）、菊花各 10g，紫河车粉 5g，刺五加 30g，白芷、石菖蒲各 20g，芦荟 15g。

操作方法：上药加水 2000mL，浸泡 15 分钟后，煎煮 30 分钟，过滤后，药渣复加水 2000mL，煎煮30分钟，倒出药液。将两次药液混合，加热水3000mL置浴盆中，趁热先熏蒸，待药液温度适宜时，或加水调水温至38~45℃，做全身浸浴，并以全身皮肤由远到近做向心性按摩。每次20~30分钟，每日1次，每剂可用2日，10次为1疗程。

方二：补虚洗剂。

药物组成：人参（可用党参代替）、白术、茯苓、炙甘草、熟地黄、当归、白芍、川芎、黄精、淮山药各15g，枸杞子60g，大枣10枚。

操作方法：上药加水2000mL，浸泡15分钟后，煎煮30分钟，过滤后，药渣复加水2000mL，煎煮30分钟，倒出药液。将两次药液混合，加热水3000mL置浴盆中，趁热先熏蒸，待药液温度适宜时，或加水调水温至38~45℃，做全身浸浴，并以全身皮肤由远到近做向心性按摩。每次20~30分钟，每日1次，每剂可用2日，10次为1疗程。

方三：健脾汤。

药物组成：茯苓20g，桑椹20g，菊花50g，黄瓜汁15g，牛乳15g。

操作方法：上药加水2000mL，浸泡15分钟后，煎煮30分钟，过滤后，药渣复加水2000mL，煎煮30分钟，倒出药液。将两次药液混合，加热水3000mL置浴盆中，趁热先熏蒸，待药液温度适宜时，或加水调制水温至38~45℃，做全身浸浴，并以全身皮肤由远到近做向心性按摩。每次20~30分钟，每日1次，每剂可用2日，10次为1疗程。

> 推荐建议：①人参汤具有滋补肝肾的功效，适用于身体虚弱、易疲劳、睡眠差、食欲与精神不振、记忆力减退人群。②补虚洗剂具有补气血、益肝肾、疗虚损的功效，适用于诸虚百损。③健脾汤具有健脾补肾、滋润肌肤、振奋精神的功效，适用于工作之后身心疲惫者。[Delphi 1IV]

解释：经过专家意见共识，综合利弊平衡、患者意愿、资源消耗与成本分析，并结合临床实际，对本方案进行强推荐。本推荐方案出自专家共识，请根据临床实际情况酌情使用。

B.9 预防肛肠病术后并发症

方一：复方荆芥熏洗剂。

药物组成：复方荆芥熏洗剂［荣昌制药（淄博）有限公司，国药准字Z37021090］

操作方法：术后第1天开始排大便后及睡前应用，每次1袋（10g），加入沸水1500mL冲开，调水温约至60℃时熏蒸创面5分钟后停止，待药液温度降至38~45℃时坐浴15~20分钟。每天1次，连续治疗10天为一个疗程。

方二：痔瘘熏洗方。

药物组成：芒硝、红藤、地榆、大黄、苦参、马齿苋、紫草各15g。

操作方法：术后第1天起每日排便后应用，上药1剂，加水煎2次，共煎取药液1000mL，待温度降至约60℃时熏蒸创面5分钟后停止，待药液温度降至38~45℃时坐浴15~20分钟。每天1次，连续治疗10天为一个疗程。

方三：坐浴I号方。

药物组成：荆芥12g，防风12g，玄明粉15g，大黄10g，黄柏10g，连翘15g，生地榆15g，槐花10g，透骨草15g，地骨皮15g，蒲公英20g，艾叶10g，薄荷10g。

操作方法：术后第1天起每日排便后应用，上药1剂，加水煎2次，共煎取药液1000mL，待温度降至约60℃时熏蒸创面5分钟后停止，待药液温度降至38~45℃时坐浴15~20分钟。每天1次，连续治疗10天为一个疗程。

方四：五倍子汤。

药物组成：五倍子30g，朴硝30g，荆芥30g，莲房30g，桑寄生30g。

操作方法：术后第 1 天起每日排便后应用，上药 1 剂，加水煎 2 次，共煎取药液 600～1000mL，待温度降至约 60℃时熏蒸创面 5 分钟后停止，待药液温度降至 38～45℃时坐浴 15～20 分钟。每日早晚各 1 次，连续治疗 10 天为一个疗程。

方五：洗痔黄硝汤加味汤剂。

药物组成：大黄 30g，黄柏 30g，苦参 30g，白及 15g，芒硝 10g，冰片 10g，薄荷 10g。

操作方法：术后第 1 天晚及每次大便后应用，上药 1 剂，加水煎 2 次，共煎取药液 600～1000mL，待温度降至约 60℃时熏蒸创面 5 分钟后停止，待药液温度降至 38～45℃时坐浴 15～20 分钟。连续治疗 10 天为一疗程。

方六：中药熏洗方。

药物组成：皂角刺 30g，黄柏 30g，苦参 30g，玄明粉 30g，枯矾 30g，乳香 20g，没药 20g，桑寄生 30g，五倍子 30g，马齿苋 30g，冰片 1g（后下）。

操作方法：术后第 1 天起每次大便后和临睡前应用，上药 1 剂，加水煎 2 次，共煎取药液 600～1000mL，待温度降至约 60℃时熏蒸创面 5 分钟后停止，待药液温度降至 38～45℃时坐浴 15～20 分钟。每日 2 次，便后和临睡前各 1 次，连续治疗 10 天为一个疗程。

> 推荐建议：本方案适用于肛肠病术后并发症的预防，肛肠病术后可在常规治疗的基础上配合中药汤剂熏洗。[GRADE 1C]

解释：本规范小组共纳入相关现代文献 10 篇，经综合分析，形成证据体发现，肛肠病术后局部中药熏洗对于预防并发症有效，中药熏洗可有效降低肛肠病术后并发症的发生率，有效减轻出血、水肿、疼痛出现的程度，缩短疼痛持续时间、水肿消退时间和创面愈合时间，促进创面愈合，且安全方便。证据体质量等级经 GRADE 评价后，因其纳入文献设计质量、精确性不高，最终证据体质量等级为低。但综合利弊平衡、患者意愿、资源消耗与成本分析及专家意见共识，并结合临床实际，仍对本预防方案进行强推荐。本推荐方案出自文献证据及专家共识，请根据临床实际情况酌情使用。

B.10 预防尖锐湿疣术后复发

方一：抑疣汤煎剂。

药物组成：板蓝根 30g，大青叶 30g，马齿苋 30g，紫草 15g，五倍子 30g，乌梅 60g，苍术 15g，枯矾 15g，蜂房 15g，黄柏 15g，地榆 30g，甘草 15g。

操作方法：上药 1 剂，加水煎 2 次，去渣取汁 1000mL，于手术当日起局部熏洗。每次 20 分钟，每日 2 次，连续用药 4 周。

方二：木香汤。

药物组成：木贼、香附、板蓝根、山豆根各 30g。

操作方法：上药 1 剂，加水煎 2 次，浓煎，去渣取汁 1000mL，于手术当日起局部熏洗。每次 20 分钟，每日 2 次，连续用药 4 周。

方三：加味二矾散煎剂。

药物组成：白矾、皂矾各 20g，贯众、蚤休、苦参、木贼草、五倍子、乌梅各 15g，孩儿茶、薏苡仁、板蓝根、莪术各 30g，侧柏叶 60g。

操作方法：上药 1 剂，加水煎 2 次，去渣取汁 1000mL，于手术当日起局部熏洗。每次 15～20 分钟，每日 2～3 次。待创面愈合后，用纱布蘸药汁擦洗至局部皮肤黏膜潮红，连续用药 14 天后改为隔日用药 1 天，4 周后停药。

方四：痔洗康Ⅲ号。

药物组成：艾叶 15g，蛇床子 15g，蒲公英 25g，紫花地丁 20g，红花 10g，百部 20g，苦参 15g，白鲜皮 10g，川椒 20g，马齿宽 25g，薏孩仁 25g，甘草 10g。

操作方法：上药 1 剂，加水煎 2 次，去渣取汁，煎取 2000mL 药液，用时加热煮沸，然后将药液倒入盆中，待温度降至约 60℃时将臀部放在盆上用药气熏蒸 5 分钟，待药液温度降至 38～45℃时，将臀部全部放入盆内浸泡 15 分钟左右，一定要将肛门浸入药液内。每日早上大便后、晚上临睡前各一次。连续用药 4 周。

> 推荐建议：本方案适用于预防尖锐湿疣手术后的复发，尖锐湿疣手术后可即行中药熏洗。[GRADE 1B]

解释：本规范小组共纳入相关现代文献 6 篇，经综合分析，形成证据体发现，尖锐湿疣术后局部中药熏洗对于预防其复发有效，可有效延长尖锐湿疣复发时间和降低复发率，尖锐湿疣术后即行中药熏洗有利于药物经手术创面渗透到组织中，杀灭残存病毒，又可预防创面细菌感染，加速创面愈合，是一种简单便宜而有效的方法。证据体质量等级经 GRADE 评价后，因其纳入文献设计质量、精确性不高，最终证据体质量等级为中。但综合利弊平衡、患者意愿、资源消耗与成本分析及专家意见共识，并结合临床实际，仍对本预防方案进行强推荐。本推荐方案出自文献证据及专家共识，请根据临床实际情况酌情使用。

B.11 预防骨关节、肌腱损伤后功能障碍

方一：肘关节熏洗方。

药物组成：生川乌 10g，生草乌 10g，三棱 10g，肉桂 10g，桃仁 10g，红花 10g，泽兰 10g，乌药 10g，大黄 20g，五加皮 20g，宽筋藤 30g。

操作方法：上药 1 剂，加水 2500mL 煎煮 15～20 分钟，去渣取汁，以其蒸汽熏蒸病变肘关节，待药液温度降至 38～45℃时外洗患肘。每次 30 分钟，每日 3 次，7 天为 1 疗程，可连续用 2～3 个疗程。

方二：膝关节熏洗方。

药物组成：伸筋草 15g，透骨草 15g，五加皮 12g，三棱 12g，莪术 12g，秦艽 12g，海桐皮 12g，牛膝 10g，木瓜 10g，红花 10g，苏木 10g。

操作方法：上药 1 剂，加水 2000～3000mL 浸泡 30 分钟，文火煮沸后 20 分钟，二煎煮沸后 30 分钟分钟，去渣取汁，将药液倒入盆中，将患肢置于上方，患膝覆盖毛巾，利用蒸汽熏蒸患膝 20 分钟，熏蒸的同时活动膝关节，待药液温度降到 38～45℃时，用毛巾醮药液热敷外洗患膝 20～30 分钟，每剂使用 1 天，洗 2～4 次/天，重复用药时，加热即可，7 天为 1 个疗程，连续用 2～3 个疗程。

方三：筋伤熏洗方。

药物组成：活血藤 20g，红花 20g，川芎 20g，赤芍 20g，延胡索 20g，桂枝 20g，伸筋草 20g，透骨草 20g，寻骨风 20g，威灵仙 20g，乳香 20g，没药 20g。

操作方法：上药 1 剂，加水 2500mL 煎煮 15～20 分钟，去渣取汁，将煎煮好的药水凉至约 60℃时倒入熏蒸箱内，熏蒸损伤的肌腱部位后再行浸泡，共 30 分钟，早晚各 1 次，7 天为 1 个疗程。

> 推荐建议：本方案适用于预防骨关节、肌腱损伤后功能障碍，下肢骨折病人恢复期、肌腱损伤手术修复后、胫骨平台骨折术后均可在常规功能锻炼的基础上配合中药熏洗预防、防治功能障碍，肘关节外伤后可选用中药熏洗预防关节僵硬、粘连。[GRADE 2D]

解释：本规范小组共纳入相关现代文献 4 篇，经综合分析，形成证据体发现，中医熏洗对于外伤性肘关节功能障碍能有效缓解患者疼痛，增大关节屈曲度；对于下肢骨折引起的创伤性膝关节功能障碍在功能锻炼的基础上配合中药熏洗能缓解膝关节不适、疼痛、肿胀并且能改善膝关节屈伸功能；对于手部及腕部肌腱损伤行肌腱断裂手术修复术后并发肌腱粘连引起的手部功能障碍在功能锻炼基础上

配合有助于手功能恢复，降低肌腱粘连率；对于胫骨平台骨折术后膝关节功能障碍在功能锻炼的基础上配合中药熏洗可减轻膝关节疼痛，改善膝关节活动度。证据体质量等级经 GRADE 评价后，因其纳入文献设计质量、精确性不高，异质性大，最终证据体质量等级为低。但综合利弊平衡、患者意愿、资源消耗与成本分析及专家意见共识，并结合临床实际，对本预防方案进行弱推荐。本推荐方案出自文献证据及专家共识，请根据临床实际情况酌情使用。

B.12 预防化疗后手足综合征（掌跖感觉丧失性红斑）

方一：加味黄芪桂枝汤。

药物组成：黄芪 20g，桂枝 15g，当归 15g，海风藤 15g，红花 5g，赤芍 10g，白芍 10g。

操作方法：从化疗开始第一天即开始进行，上药 1 剂，加水煎 2 次，去渣取汁后混合，共煎取 2000mL 药液，药液温度降至约 60℃时，利用温热蒸汽熏蒸手足部。药液熏蒸后，待药液温度降至 38～45℃时，再用药液泡洗双手双足，每次 30 分钟。每日 1 次，直到停用化疗药物后 7 天。

方二：和营方。

药物组成：桂枝 10g，白芍 30g，赤芍 30g，红花 30g，甘草 30g。

操作方法：首先将药物磨成粉末状单独袋装，熏洗前将单独包装的药粉放入熏洗容器，用 90～100℃热水 2000mL 调匀，药液温度降至约 60℃时，利用温热蒸汽熏蒸手足部。药液熏蒸后，待药液温度降至 38～45℃时，再用药液浸泡手足部，每次 20 分钟，每日 2 次，7 天为 1 个疗程，从化疗开始第一天即开始进行。

方三：黄芪桂枝五物汤合补阳还五汤。

药物组成：黄芪 60g，桂枝 30g，赤芍 30g，生姜汁 10g，归尾 30g，地龙 30g，川芎 30g，红花 20g，桃仁 30g。

操作方法：从化疗开始第一天即开始进行，上药 1 剂，加水煎 2 次，去渣取汁后混合，共煎取 2000mL 药液，药液温度降至约 60℃时，利用温热蒸汽熏蒸手足部。药液熏蒸后，待药液温度降至 38～45℃时，再用药液泡洗手足，每次 30 分钟。每日 1 次，治疗 2 周停 1 周，3 周为 1 个疗程。

方四：加味桂枝汤。

药物组成：桂枝 12g，白芍 18g，威灵仙 30g，刺蒺藜 30g，连翘 30g，杜红花 6g，生姜 10g，生甘草 10g。

操作方法：从化疗开始第一天即开始进行，上药 1 剂，加水煎 2 次，去渣取汁后混合，共煎取 1000mL 药液，药液温度降至约 60℃时，熏蒸 10 分钟，待药液温度降至 38～45℃时，浸泡 20 分钟。每日 1 剂，每日早晚各 1 次，3 周为 1 个疗程。

> 推荐建议：本方案适用于预防化疗后手足综合征，临床癌症病人化疗药物应用的同时可加用中药熏洗预防手足综合征的发生。［GRADE 1B］

解释：本规范小组共纳入相关现代文献 4 篇，经综合分析，形成证据体发现，临床癌症病人化疗药物应用的同时加用中药熏洗可有效降低手足综合征的发生率。证据体质量等级经 GRADE 评价后，因其纳入文献设计质量、精确性不高，最终证据体质量等级为中。但综合利弊平衡、患者意愿、资源消耗与成本分析及专家意见共识，并结合临床实际，对本预防方案进行强推荐。本推荐方案出自文献证据及专家共识，请根据临床实际情况酌情使用。

B.13 预防奥沙利铂所致周围神经病变

方一：温经活血汤。

药物组成：桂枝 12g，麻黄 6g，炒白芍 12g，红花 9g，川芎 30g，附子 6g，甘草 6g。

操作方法：从化疗开始第一天即开始进行，上药 1 剂，首先将药物浓煎至 500mL，再加水至

3000mL，暴露手足，利用药液蒸汽熏蒸 10~15 分钟，待药液水温降至 38~45℃时，四肢浸泡至腕关节及踝关节以上 5cm，每次治疗 40 分钟，每日 1 次，每周连用 5 天，与奥沙利铂化疗同步进行，并在化疗结束后继续应用 3 周。

方二：温经通络方。

药物组成：当归 30g，威灵仙 30g，桂枝 30g，艾叶 30g，生姜 30g，川乌 15g，草乌 15g。

操作方法：从化疗开始第一天即开始进行，上药 1 剂，加水煎 2 次，去渣取汁后混合，共煎取药液总量约 1500 mL，暴露手足，利用药液蒸汽熏蒸片刻，待药液水温降至 38~45℃时，四肢浸泡至腕关节及踝关节以上 5cm，每次治疗 40 分钟，每日 1 次，每周连用 5 天，与奥沙利铂化疗同步进行，并在化疗结束后继续应用 3 周。

> 推荐建议：本方案适用于预防奥沙利铂所致周围神经病变，临床胃肠道肿瘤病人在接受奥沙利铂化疗的同时可应用中药熏洗预防周围神经毒性的发生。[GRADE 1B]

解释：本规范小组共纳入相关现代文献 2 篇，经综合分析，形成证据体发现，临床胃肠道肿瘤在接受奥沙利铂化疗的同时应用中药熏洗可有效降低周围神经毒性的发生率、严重程度，改善相应症状，且安全无明显毒副作用。证据体质量等级经 GRADE 评价后，因其纳入文献设计质量、精确性不高，最终证据体质量等级为中。但综合利弊平衡、患者意愿、资源消耗与成本分析及专家意见共识，并结合临床实际，对本预防方案进行强推荐。本推荐方案出自文献证据及专家共识，请根据临床实际情况酌情使用。

B.14 预防痔疮复发

方剂：中药熏洗方。

药物组成：紫珠 30g，苦参 30g，地肤子 15g（均为颗粒剂）。

操作方法：将三种颗粒剂用热水溶解成药液约 1000mL，待温度降至约 60℃时熏蒸局部 5 分钟后停止，待药液温度降至 38~45℃时坐浴 15~20 分钟，先熏后洗，每日重复两次。

> 推荐建议：本方案适用于预防痔疮复发，临床具有痔疮前兆症状的患者或有痔疮既往史者可应用中药熏洗预防痔疮复发。[GRADE 1B]

解释：本规范小组共纳入相关现代文献 3 篇，经综合分析，形成证据体发现，临床具有痔疮前兆症状的患者或痔疮患者应用中药熏洗预防痔疮发作或复发有效，中药熏洗可有效降低具有痔疮前兆症状的患者或痔疮患者痔疮的发作率或复发率，提高患者生活质量。证据体质量等级经 GRADE 评价后，因其纳入文献设计质量、精确性不高，最终证据体质量等级为中。但综合利弊平衡、患者意愿、资源消耗与成本分析及专家意见共识，并结合临床实际，对本预防方案进行强推荐。本推荐方案出自文献证据及专家共识，请根据临床实际情况酌情使用。

B.15 预防白血病化疗后肛周感染

方剂：三黄外洗汤。

药物组成：黄芩、黄连、黄柏各 10g。

操作方法：首先把三味中药浸泡 30 分钟，加水 3000mL，文火煎 20 分钟，去渣取汁，待药液温度降至约 60℃时熏蒸局部 5 分钟后停止，待药液温度降至 38~45℃时坐浴 15~20 分钟，先熏后洗，每天治疗 1~2 次，便后及睡前清洗，时间为化疗开始到化疗后 3 周。

> 推荐建议：本方案适用于预防白血病化疗后肛周感染，临床白血病患者化疗开始后可应用中药熏洗肛周局部预防肛周感染的发生。[GRADE 1C]

解释：本规范小组共纳入相关现代文献 2 篇，经综合分析，形成证据体发现，临床白血病患者化疗开始后应用中药熏洗肛周局部能预防化疗后肛周感染的发生，有效降低肛周感染的发生率。证据体质量等级经 GRADE 评价后，因其纳入文献设计质量、精确性不高，最终证据体质量等级为低。但综合利弊平衡、患者意愿、资源消耗与成本分析及专家意见共识，并结合临床实际，对本预防方案进行强推荐。本推荐方案出自文献证据及专家共识，请根据临床实际情况酌情使用。

B.16 预防紫杉醇化疗引起的肌肉关节疼痛

方剂：中药熏洗治疗方。

药物组成：透骨草 40g，丹参 40g，艾叶 40g，红花 40g，延胡索 30g，乳香 15g，没药 15g，赤芍 20g，黄芪 30g，当归 30g，桂枝 30g，细辛 20g，鸡血藤 30g，路路通 30g，防风 15g，威灵仙 30g，僵蚕 20g，地龙 20g。

操作方法：以上药物加水 2000mL 先予浸泡 1 小时，再煎取药液，去渣取汁约 1500mL 灌入开水瓶中。使用时，将其倒至盆中，待药液温度降至约 60℃时，利用药液蒸汽反复多次熏蒸双手和双足关节；待水温降至 38～45℃时，开始温水淋浴双上肢、双膝、双腿及双足，每次熏洗时间为 30 分钟。每日 1 次，从化疗开始到化疗后 3 周为一疗程。

> 推荐建议：本方案适用于预防恶性肿瘤患者紫杉醇化疗引起的肌肉关节疼痛，临床恶性肿瘤患者接受紫杉醇化疗的同时可应用中药熏洗双上肢、双膝、双腿及双足预防肌肉关节疼痛的发生。
> [GRADE 1C]

解释：本规范小组共纳入相关现代文献 1 篇，经综合分析，形成证据体发现，临床恶性肿瘤患者接受紫杉醇化疗的同时可应用中药熏洗双上肢、双膝、双腿及双足预防肌肉关节疼痛的发生，有效降低肌肉关节疼痛的发生率，提高患者化疗依从性及生活质量。证据体质量等级经 GRADE 评价后，因其纳入文献设计质量、精确性不高，最终证据体质量等级为低。但综合利弊平衡、患者意愿、资源消耗与成本分析及专家意见共识，并结合临床实际，对本预防方案进行强推荐。本推荐方案出自文献证据及专家共识，请根据临床实际情况酌情使用。

B.17 预防新兵胫骨应力性（疲劳性）骨折

方剂：松肌汤。

药物组成：鲜松叶 300g。

操作方法：将 300g 鲜松叶投入 2000mL 开水中，当闻及松香药味散发时，即可开始熏洗。每次熏洗 15～30 分钟，热气蒸腾时，熏蒸小腿，以应力性骨折好发部位中上段内侧为重点，待药液温度降至 38℃，用纱布浸洗小腿，直至药液变凉为止。中药熏洗每晚 1 次，从新兵训练第 1 周开始，到第 4 周末结束，共 28 天。

> 推荐建议：本方案适用于预防新兵胫骨应力性（疲劳性）骨折，新兵入伍后在接受基础训练的同时应用中药熏洗小腿可有效预防胫骨应力性（疲劳性）骨折的发生。[GRADE 1D]

解释：本规范小组共纳入相关现代文献 1 篇，经综合分析，形成证据体发现，新兵入伍后在接受基础训练的同时应用中药熏洗小腿可有效预防胫骨应力性（疲劳性）骨折的发生，有效降低胫骨应力性（疲劳性）骨折的发生率。证据体质量等级经 GRADE 评价后，因其纳入文献设计质量、精确性不高，最终证据体质量等级为非常低。但综合利弊平衡、患者意愿、资源消耗与成本分析及专家意见共识，并结合临床实际，对本预防方案进行强推荐。本推荐方案出自文献证据及专家共识，请根据临床实际情况酌情使用。

B.18 预防腮腺炎并发睾丸炎

方剂：龙胆泻肝汤加减。

药物组成：龙胆草 30g，黄芩 10g，栀子 15g，柴胡 15g，川楝子 20g，荔枝核 15g，桃仁 10g，红花 5g，赤芍 15g，丹皮 15g，夏枯草 30g。

操作方法：以上诸药加水 2000mL 浸泡 30 分钟，用"武火"煎沸后再煎 10 分钟左右，滤取药液约 1500mL，药渣间隔 12 小时后再煎取药液 1500mL。将煎好的药液趁热倒入盆中，先熏蒸睾丸，待药液温度降至 38～45℃时，将睾丸浸泡在药液中 10～15 分钟，每日早、晚各一次。熏洗药液温度不宜过热，温度适宜，以防烫伤；冬季注意保暖，勿受凉，防止重复感染；熏洗过程中，注意观察患儿的反应，了解其生理和心理感受，若有不适，应立即停止，协助患儿休息。

> 推荐建议：本方案适用于预防腮腺炎并发睾丸炎，临床腮腺炎患者应用中药熏洗可预防睾丸炎并发症的发生。[GRADE 2D]

解释：本规范小组共纳入相关现代文献 1 篇，经综合分析，形成证据体发现，临床腮腺炎患儿在接受常规的中西药治疗和护理干预的基础上再采用中药熏洗患儿睾丸不仅可以避免患儿近期并发睾丸炎之痛苦，还可避免造成睾丸萎缩和远期不孕之绝症，避免因腮腺炎并发睾丸炎造成远期睾丸肿瘤的发生。证据体质量等级经 GRADE 评价后，因其纳入文献设计质量、精确性不高，最终证据体质量等级为非常低。但综合利弊平衡、患者意愿、资源消耗与成本分析及专家意见共识，并结合临床实际，对本预防方案进行弱推荐。本推荐方案出自文献证据及专家共识，请根据临床实际情况酌情使用。

B.19 预防产后抑郁症

方剂：产后熏洗方。

药物组成：黄芪 30g，当归、川芎、桑寄生、杜仲、香茅、香附、郁金各 20g。

操作方法：将以上药物研末，放入直径 25cm 高 18cm 的圆形木桶（注有不同高度相对应的毫升数）内，大约用 6000mL 沸水冲泡中药粉末，利用药的蒸汽熏蒸颜面及足部，待药液温度适宜时，或加水调水温至 38～45℃后浸泡足部，一般以浸过内踝尖 3 寸为标准，即要浸过三阴交穴。从产后第 2 天开始，每天睡前 30 分钟熏洗足部 20 分钟，持续到产后 6 周末（可出院后继续在家熏洗，期间由社区医院的医生协助跟进）。

> 推荐建议：本方案适用于预防产妇产后抑郁症，对于初产妇在应用心理疏导的基础上配合中药熏洗足部可有效预防产后抑郁症的发生。[GRADE 2D]

解释：本规范小组共纳入相关现代文献 1 篇，经综合分析，形成证据体发现，对于初产妇在应用心理保健的基础上配合中药熏洗足部可有效降低产妇产后抑郁症的发病率，且安全、方便、经济、有效、无毒副作用。证据体质量等级经 GRADE 评价后，因其纳入文献设计质量、精确性不高，最终证据体质量等级为非常低。综合利弊平衡、患者意愿、资源消耗与成本分析及专家意见共识，并结合临床实际，对本预防方案进行弱推荐。本推荐方案出自文献证据及专家共识，请根据临床实际情况酌情使用。

B.20 预防糖尿病周围神经病变

方剂：温经通络散。

药物组成：艾叶、桂枝、苏叶、白芷、独活、五加皮、海风藤、伸筋草、枳壳、花椒各 5g。

操作方法：将上药研末，冲入沸水浸泡 5 分钟后，先以热气熏蒸患处，待药液温度适宜时，或加水调水温至 38～45℃时浸没患处（下肢于膝关节下 1/3，上肢肘关节下 1/3），也可上盖棉垫使热能持久，也可当水温下降后即加入热水，使水温大致恒定，每日早晚各 1 次，每次熏洗时间 30 分钟，2

周为 1 个疗程，应注意避免烫伤，每次熏洗后立即擦干，并注意保暖。

推荐建议：本方案适用于预防糖尿病周围神经病变，临床糖尿病患者或已有周围神经病变并发症的糖尿病患者可在常规治疗的基础上应用中药熏洗预防或治疗糖尿病周围神经病变。［GRADE 2D］

解释：本规范小组共纳入相关现代文献 1 篇，经综合分析，形成证据体发现，临床糖尿病患者在控制饮食、运动疗法、口服降糖药等综合治疗的基础上应用中药熏洗四肢可有效防治糖尿病周围神经病变。证据体质量等级经 GRADE 评价后，因其纳入文献设计质量、精确性不高等因素，最终证据体质量等级为非常低。综合利弊平衡、患者意愿、资源消耗与成本分析及专家意见共识，并结合临床实际，对本预防方案进行弱推荐。

B.21 预防全髋关节置换术后深静脉血栓

方剂：身痛逐瘀汤。

药物组成：秦艽 3g，川芎 6g，桃仁 9g，红花 9g，甘草 6g，羌活 3g，没药 6g，当归 9g，五灵脂 6g，香附 3g，牛膝 9g，地龙 6g。

操作方法：将中药置于 2000 ~ 3000mL 水中浸泡 30 分钟，文火煎煮，第一煎煮沸 20 分钟，第二煎煮沸 30 分钟，煎煮完毕后将药液倒入盆中储存。熏洗时取 1000mL 药液，调水温约至 60℃，利用温热蒸汽熏蒸双下肢（熏洗范围不超过膝关节上 15cm），药液熏蒸 10 分钟后，待药液温度降至 38 ~ 45℃时，再用药液浸泡双下肢 20 分钟，病人感觉温度适宜，每次 30 分钟，每日 1 次。术后第 1 天即对双下肢进行熏洗，持续 2 周。

推荐建议：本方案适用于预防全髋关节置换术后深静脉血栓，临床全髋关节置换术后病人使用中药（身痛逐瘀汤）熏洗双下肢可有效预防深静脉血栓。［GRADE 1D］

解释：本规范小组共纳入相关现代文献 1 篇，经综合分析，形成证据体发现，临床全髋关节置换术后病人使用中药（身痛逐瘀汤）熏洗双下肢可有效降低凝血酶原时间（PT）、D - 二聚体（D - Dimer），显著降低下肢深静脉血栓形成的发生率，且安全性高。证据体质量等级经 GRADE 评价后，因其纳入文献设计质量、精确性不高，最终证据体质量等级为非常低。但综合利弊平衡、患者意愿、资源消耗与成本分析及专家意见共识，并结合临床实际，对本预防方案进行强推荐。本推荐方案出自文献证据及专家共识，请根据临床实际情况酌情使用。

参 考 文 献

[1] 彭洁等. 熏洗疗法 [M]. 第2版. 南宁：广西科学技术出版社，2001.

[2] 程爵棠，程功文. 熏洗疗法治百病 [M]. 第3版. 北京：人民军医出版社，2013.

[3] 高树中，冯学功. 中医熏洗疗法大全 [M]. 济南：济南出版社，1998：1.

[4] 高学敏等. 中药学 [M]. 北京：中国中医药出版社，2007.

[5] 北京市药品监督管理局. 北京市中药饮片炮制规范（2008年版）[M]. 北京：化学工业出版社，2010.

[6] 李冰，李景龙，王淼. 复方荆芥熏洗剂防治混合痔术后并发症88例临床观察 [J]. 河北中医，2014，36（6）：884-885，929.

[7] 葛修林. 痔瘘熏洗方对预防肛肠疾病术后常见并发症的效果研究 [J]. 大家健康，2014，8（11）：38.

[8] 俞立民，刘红英，卢勇. 坐浴I号防治肛肠病术后并发症的疗效观察 [J]. 中国药师，2015，18（4）：641-643.

[9] 郑勇. 五倍子汤熏洗防治痔术后并发症的临床观察 [J]. 中西医结合研究，2012，4（4）：191-192.

[10] 赵瑞琴，李玉英. 洗痔黄硝汤加味防治痔术后并发症的疗效观察 [D]. 广州：广州中医药大学，2007：1-23.

[11] 周小龙. 自拟中药熏洗方防治痔术后疼痛水肿疗效观察 [J]. 中医药临床杂志，2014，26（8）：833-834.

[12] 韩鹏. 中药熏洗防治肛肠病术后并发症的疗效观察 [J]. 中医临床研究，2013，5（13）：58-59.

[13] 陈朝晖，陈林，陈红霞. 三黄解毒汤防治混合痔术后并发症250例 [J]. 中国中西医结合外科杂志，2014，20（6）：602-604.

[14] 余健. 肛肠病患者术后应用熏洗剂坐浴的疗效观察 [J]. 南方护理学报，2002，9（4）：9-10.

[15] 黄小红，王晓红，郑双. 中药与高锰酸钾溶液熏洗坐浴预防痔术后并发症的效果比较 [J]. 山西医药杂志，2014，43（12）：1429-1431.

[16] 叶秋华，钱方. 抑疣汤外洗防治尖锐湿疣术后复发65例 [J]. 湖南中医杂志，2005，21（6）：53-54.

[17] 梁广智，雍磊，王俊伟. 木香汤局部熏洗预防尖锐湿疣复发的临床观察 [J]. 肿瘤基础与临床，2008，21（4）：342-343.

[18] 杨海魁，石莹. 加味二矾散外洗防治尖锐湿疣术后复发30例分析 [J]. 中医药学刊，2003，21（8）：1373.

[19] 孙飞，郭纯艳. 痔洗康III号降低肛周尖锐湿疣术后复发率的临床观察 [D]. 哈尔滨：黑龙江中医药大学，2014：1-37.

[20] 王军，于国军. 自拟消疣制剂配合微波防治尖锐湿疣复发80例 [J]. 黑龙江中医药，2000，

13（1）：19－20.

［21］李麦生. 中药熏洗与转移因子预防尖锐湿疣复发的临床观察［J］. 长治医学院学报，2006，20（4）：303－304.

［22］钟贵华. 中药熏洗防治肘关节外伤后关节僵硬预防粘连效果探讨［J］. 内蒙古中医药，2011，30（20）：13－14.

［23］黄罡，林柏洪. 中药外洗方熏洗防治创伤性膝关节僵硬的疗效观察［J］. 内蒙古中医药，2013，32（17）：122－123.

［24］糜检，李木清，田涛涛. 中药熏洗配合功能锻炼预防手屈肌腱断裂术后肌腱粘连［J］. 中国中医药现代远程教育，2013，11（1）：15－16.

［25］李卫平，陈志龙，王华明. 中药洗剂外敷预防胫骨平台骨折术后功能障碍的临床观察［J］. 西部中医药，2013，26（2）：79－80.

［26］黄琳，李彬，胡作为. 加味黄芪桂枝五物汤熏洗防治希罗达相关性手足综合征的疗效观察［J］. 中西医结合研究，2014，6（1）：26－27.

［27］周春姣，杨丽明，刘秋萍. “蔡炳勤和营方”预防化疗后手足综合征的临床观察［J］. 护士进修杂志，2015，30（5）：437－438.

［28］黄映飞，郭智涛. 黄芪桂枝五物合补阳还五汤外用熏洗防治乳腺癌希罗达手足综合征52例临床观察［J］. 中外医学研究，2014，12（34）：43－44.

［29］陈青青. 加味桂枝汤熏洗防治卡培他滨所致手足综合征观察［J］. 浙江中医杂志，2012，47（1）：39.

［30］王安锚，林胜友. 中药熏洗防治奥沙利铂所致周围神经毒性临床观察［D］. 杭州：浙江中医药大学，2014：1－30.

［31］陈美谦，王春妹，林新新. 温经通络方联合硫酸镁预防奥沙利铂所致周围神经毒性的疗效观察［J］. 温州医学院学报，2012，42（3）：278－279.

［32］张东粉. 中药熏洗预防痔疮发作的效果观察［J］. 中国医药指南，2013，11（21）：687－688.

［33］方宗武，邢爱勤，杨鸿培. 中药熏洗预防痔疮发作的效果观察［J］. 光明中医，2011，26（8）：1603.

［34］彭勇华. 中药熏洗预防痔疮再发作效果分析［J］. 现代养生：下半月，2014，3（1）：207.

［35］陆慧慧. 三黄外洗汤对急性白血病化疗后患者肛周感染的预防护理观察［J］. 吉林医学，2013，34（27）：5711.

［36］邓莉弹. 痔瘘熏洗剂在防治白血病患者化疗后肛周感染的疗效与护理体会［J］. 内蒙古中医药，2014，33（6）：97－98.

［37］林森，陆玲，曾加佳. 中药熏洗预防紫杉醇化疗引起肌肉关节疼痛临床观察［J］. 辽宁中医药大学学报，2015，17（1）：189－191.

［38］王燕良. 应用中药熏洗预防新兵胫骨应力性骨折［J］. 深圳中西医结合杂志，2004，14（5）：297－299.

［39］杨菊萍，周立兰，冯艳. 中药熏洗预防腮腺炎并发睾丸炎的护理研究［J］. 中国医药导报，2011，8（36）：121－122.

［40］楼豪英，刘玉红，梁丽群. 自拟产后熏洗方配合产后心理保健预防产后抑郁症的临床研究

[J]. 中外医疗, 2012, 31 (21): 28 - 31.

[41] 贾素庆. 温经通络散熏洗防治糖尿病周围神经病变 35 例 [J]. 中医杂志, 2004, 45 (1): 43 - 44.

[42] 蒋雷鸣, 樊效鸿. 身痛逐瘀汤熏洗对全髋关节置换术后 DVT 防治的疗效分析 [J]. 中医临床研究, 2012, 4 (2): 23 - 24.

ICS 11.120
C 05

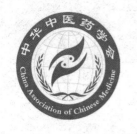

团 体 标 准

T/CACM 1077—2018

中医治未病技术操作规范
针　刺

Technique specifications for treating *weibing* in Chinese medicine
Acupuncture

2018-09-17 发布　　　　　　　　　　　　　2018-11-15 实施

中华中医药学会 发布

前　　言

本规范按照 GB/T 1.1—2009 给出的规则起草。

本规范由中华中医药学会提出并归口。

本规范主要起草单位：首都医科大学附属北京中医医院、中国人民解放军总医院。

本规范参与起草单位：江西中医药大学附属医院、河北省中医院、湖南中医药大学第一附属医院、重庆市中医院、北京中医药大学东直门医院、北京中医药大学附属护国寺中医医院、辽宁中医药大学附属医院、济南市中医医院、杭州市红十字会医院、黑龙江省中医药科学院。

本规范主要起草人：王麟鹏、石现、张涛、李彬、刘存志、王桂玲、马婷婷。

本规范参与起草人：周炜、海英、冯树军、金亚蓓、白妍、付勇、章薇、袁军、王竹行、王军。

本规范专家组成员：郭义、陈泽林、赵雪、李桂兰、翟伟、王金贵、郭永明、王红、孟向文、潘兴芳、史丽萍、汤毅、房纬、高希言、谭亚芹、吴焕淦、杨华元、杨永清、东贵荣、贾春生、陈跃来、刘堂义、方剑乔、杨骏、高树中、齐瑞、吴强、石现、孙建华、倪光夏、何丽云、王频、车戬、陈以国、裴景春。

本规范为首次发布。

引　言

　　本规范是用于指导和规范传统中医针刺疗法在治未病操作应用中的规范性文件。编写和颁布本规范的目的在于为各级各类医院及医疗保健机构提供针刺疗法治未病技术临床操作的规范，指导相关医师及保健人员正确使用中医针刺疗法防治疾病。使中医针刺疗法应用更加规范化、更具安全性，从而使之更好地为广大民众的健康服务。

　　本规范是根据中医针刺疗法的临床优势，针对特定临床情况，参照古代文献、名医经验以及现代最佳临床研究证据，结合受术者价值观和意愿，系统研制的帮助临床医生和受术者做出恰当选择的指导性意见。

　　本规范制定的总体思路是：在中医针刺疗法治未病实践与临床研究的基础上，遵循循证医学的理念与方法，将国际公认的证据质量评价与推荐方案分级的规范，和古代文献证据、名老中医专家临床证据相结合，形成标准初稿，并将临床研究证据与大范围专家共识性意见 相结合，制定出能确保针刺疗法临床疗效和安全性，能够有效指导临床实践的指导性意见。

　　本规范循证医学推荐方案的证据等级主要采用世界卫生组织（WHO）等推荐的 GRADE（Grading of recommendations assessment，development and evaluation）系统，即推荐分级的评价、制定与评估的系统，其中推荐等级分为强推荐与弱推荐两级。强推荐的方案是估计变化可能性较小、个性化程度较低的方案，而弱推荐方案则是估计变化可能性较大、个性化程度较高、受术者价值观差异大的方案。对于缺乏随机对照临床研究证据或缺乏文献支持的疾病预防推荐方案，采用 2001 年国际感染论坛（ISF）提出的 Delphi 分级标准。本规范推荐方案仅将目前获取到的最新证据以附录形式列在操作规范后面，供本规范使用者参考。

中医治未病技术操作规范　针刺

1　范围

本规范规定了针刺相关的术语和定义、操作步骤与要求、注意事项及禁忌。

本规范适用于对各级各类医院及保健机构针刺疗法治未病技术临床操作的规范管理，指导相关医师及保健人员正确使用中医针刺方法防治疾病。

2　规范性引用文件

下列文件中的条款通过本规范的引用而成为本规范的条款。凡是注日期的引用文件，仅所注日期的版本适用于本规范。凡是不注日期的引用文件，其最新版本适用于本规范。

GB 2024　针灸针

GB 15982　医院卫生消毒标准

GB/T 12346　腧穴名称与定位

GB/T 16751.3—1997　中医临床诊疗术语 治法部分

GB/T 21709.20　针灸技术操作规范 第 20 部分：毫针基本刺法

GB/T 21709.21　针灸技术操作规范 第 21 部分：毫针基本手法

GB/T 30232—2013　针灸学通用术语

GB/T 33415—2016　针灸异常情况处理

WS 310.2—2009　医院消毒供应中心 第 2 部分：清洗消毒及灭菌技术操作规范

ZYYXH/T 157—2009　中医体质分类与判定

中华人民共和国国务院令第 380 号医疗废物管理条例

3　术语和定义

GB/T 21709.20 中确立的以下术语和定义适用于本规范。为了便于使用，以下重复列出了 GB/T 21709.20 中的某些术语和定义。

3.1

毫针　Filiform needle

针灸临床使用最多的一种针具，分为针尖、针体、针根、针柄、针尾 5 部分。

［GB/T 21709.20，术语和定义 3.1］

3.2

刺手　Puncturing hand

针刺治疗时，执针进行操作的手，一般为右手。

［GB/T 21709.20，术语和定义 3.2］

3.3

押手　Pressing hand

针刺治疗时，配合刺手按压穴位局部，协同刺手进针、行针的手，一般为左手。

［GB/T 21709.20，术语和定义 3.3］

3.4

行针　Manipulating needle

毫针进针后，为了使受术者产生针刺感应，或进一步调整针感的强弱，以及使针感向某一方向扩散、传导而采取的操作方法。

［GB/T 21709.20，术语和定义 3.4］

3.5

得气 Arriving qi

毫针进针后在腧穴部位所产生的酸、麻、胀、重等感觉，又称针感或针刺感应，表示经气已至针下。

[GB/T 21709.20，术语和定义3.5]

4 操作步骤与要求

4.1 施术前的准备

4.1.1 针具的选择

a）临床所使用的毫针针具应符合GB 2024针灸针的规定。

b）根据受术者的体质、年龄、病情和腧穴部位的不同，选用不同规格的毫针。短毫针主要用于皮肉浅薄部位的腧穴，作浅刺之用；长毫针多用于肌肉丰厚部位的腧穴，作深刺、透刺之用；平柄针和管柄针主要在进针器或进针管的辅助下使用。

c）为防止针刺意外事故的发生，多次使用的毫针与一次性毫针，在每次使用前，均应严格检查。如发现有损坏等不合格者，应予剔除。

4.1.2 部位选择

腧穴定位应符合GB/T 12346的规定。

4.1.3 体位选择

针刺时对受术者体位的选择，应以施术者能够正确取穴、施术方便，受术者在留针和行针时感到舒适并能持久保持为原则，受术者常用的体位有卧位和坐位。

4.1.3.1 卧位

下列为常用卧位体位：

a）仰卧位：适用于头面部、颈部、胸腹部、四肢的腧穴。

b）俯卧位：适用于头部、颈部、腰背部、四肢的腧穴。

c）侧卧位：适用于腰背部及单侧头面部、颈部、四肢等身体侧面的腧穴。

4.1.3.2 坐位

下列为常用坐位体位：

a）仰靠坐位：适用于头面部、颈部、上肢和胸部的腧穴。

b）俯伏坐位：适用于头部、颈部、上肢和肩背部的腧穴。

c）侧伏坐位：适用于头面部、耳部、颈部、上肢和肩背部的腧穴。

4.1.3.3 特殊体位

视取穴的位置而定，以受术者舒适、可持久保持，术者易于操作为原则。

4.1.4 环境要求

应注意环境清洁卫生，避免污染，环境温度应保持26℃左右，并注意避风。

4.1.5 消毒

4.1.5.1 施术者消毒

施术者双手应先用肥皂水清洗干净，再用75%乙醇擦拭。

4.1.5.2 针刺部位消毒

应选用75%乙醇棉球在施术部位由中心向外环行擦拭。强刺激部位宜用0.5~1%碘伏棉球消毒。

4.1.5.3 针具消毒

可选择压力蒸汽灭菌。针具使用前至少经压力蒸汽灭菌1次，压力蒸汽灭菌应符合WS 310.2—2009的规定。建议选择一次性无菌针具，需注意一次性无菌针具的保质期。

4.2 施术方法

4.2.1 持针法

4.2.1.1 两指持针法

用拇、食指末节指腹捏住针柄，或用拇指末节指腹与食指桡侧指端捏住针柄。

4.2.1.2 三指持针法

用拇指、食指、中指末节指腹捏拿针柄，拇指在内，食指、中指在外，应三指协同。

4.2.1.3 持针体法

用拇、食两指捏一消毒干棉球，裹针体近针尖的末端部位，并用力捏住。

4.2.2 进针法

4.2.2.1 爪切进针法

押手拇指或食指的指甲掐切腧穴皮肤，刺手持针，针尖紧靠押手指甲缘迅速刺入穴位。

4.2.2.2 舒张进针法

押手食、中指或拇、中指将所刺腧穴部位皮肤撑开绷紧，刺手持针刺入。用于皮肤较松弛或有皱纹处进针，如腹部穴位的进针。

4.2.2.3 提捏进针法

押手拇、食指将欲刺腧穴两旁的皮肤轻轻提捏起，刺手持针从提捏的腧穴上端刺入。用于皮肉浅薄处进针，如面部穴位的进针。

4.2.2.4 夹持进针法

押手拇、食二指持消毒干棉球，裹于针体下端，露出针尖，刺手拇、食二指持针柄，针尖对准腧穴，刺手、押手同时协调用力，迅速将针刺入皮下。用于较长毫针进针。

4.2.2.5 捻转进针法

刺手持针，均匀捻转针柄，边捻转，边进针，捻转角度应小于90°角。

4.2.2.6 弹针速刺法

押手持针柄，留出针尾，将针置于腧穴上，用刺手食指或中指甲对准针尾弹击，使针迅速刺入。用于较短毫针进针。

4.2.2.7 管针进针法

将针先插入用玻璃、塑料或金属制成的比针短7.5mm（3分）的小针管内，触及腧穴表面皮肤；押手压紧针管，刺手食指对准针尾弹击，使针尖迅速刺入皮肤；然后将针管去掉，再将针刺入穴内。用于儿童和惧针者。

4.2.3 针刺得气

4.2.3.1 针刺得气的判断方法

针刺时针下是否得气，可以从两方面来判断。一是受术者对针刺的感觉和反应；另一是施术者对针刺时手指下的感觉，参见附录B。

4.2.3.2 催气法

针刺后气不至，可用手指于所针腧穴之经上循摄、爪切，以催其气至，也可用提插、捻转等手法催气。

4.2.3.3 守气法

进针得气后，为使针感能加强与持久，以押手拇指或食指压在所刺腧穴旁边，但不要压在经络上，并向针刺部位用力。

4.2.4 基本行针手法

4.2.4.1 提插法

将针刺入腧穴一定深度后，将针从深层向上引退到浅层为上提，将针从浅层向下刺入至深层为下插。

4.2.4.2 捻转法

将针刺入腧穴后，用拇指与食、中指指腹持针柄或用拇指指腹与食指桡侧（食指尖向后）持针做左右交替捻转。

4.2.5 透穴刺法

4.2.5.1 横透法

腧穴确定后，将针尖朝向欲透刺的另一个腧穴方向，针体与皮肤呈15°刺入第一个腧穴，使针下得气，然后将针向第二个腧穴刺入，直到抵达第二个腧穴。

4.2.5.2 斜透法

腧穴确定后，将针尖朝向欲透刺的另一个腧穴方向，针体与皮肤呈45°刺入第一个腧穴，使针下得气，然后将针刺向第二个腧穴，直到抵达第二个腧穴。

4.2.5.3 直透法

腧穴确定后，将针尖朝向欲透刺的另一个腧穴方向，针体与皮肤呈90°垂直刺入第一个腧穴，使针下得气，然后将针刺向第二个腧穴，直到抵达第二个腧穴。

4.2.6 基本补泻手法

4.2.6.1 提插补泻法

4.2.6.1.1 补法

针下得气后，先浅后深，重插轻提，提插幅度小，频率慢，操作时间短，以下插用力为主者是为补法。

4.2.6.1.2 泻法

针下得气后，先深后浅，轻插重提，提插幅度大，频率快，操作时间长，以上提用力为主者是为泻法。

4.2.6.2 捻转补泻法

4.2.6.2.1 补法

针下得气后，捻转角度小，用力轻，频率慢，操作时间短，结合拇指向前、食指向后（左转用力为主）者为补法。

4.2.6.2.2 泻法

针下得气后，捻转角度大，用力重，频率快，操作时间长，结合拇指向后、食指向前（右转用力为主）者为泻法。

4.2.6.3 呼吸补泻法

4.2.6.3.1 补法

随着受术者呼气时进针，得气后，受术者呼气时行针，吸气时出针为补法。

4.2.6.3.2 泻法

随着受术者吸气时进针，得气后，受术者吸气时行针，呼气时出针为泻法。

4.2.6.4 开阖补泻法

4.2.6.4.1 补法

出针后迅速按压针孔为补法。

4.2.6.4.2 泻法

出针时摇大针孔而不按为泻法。

4.2.7 针刺角度与方向

——直刺法将针体与皮肤呈90°，垂直刺入皮肤，适用于大多数穴位，浅刺与深刺均可；

——斜刺法将针体与皮肤呈45°，倾斜刺入皮肤，适用于控制针感方向；

——横刺法针体与皮肤呈15°，横向刺入皮肤，适用于头面部、胸背及肌肉浅薄处。

4.2.8 留针

将针刺入腧穴后，留置 20～30 分钟，施术者可根据病情来确定留针时间，在此期间可行针。

4.2.9 出针

押手持消毒干棉签或夹有消毒干棉球的止血钳（或镊子）轻压针刺部位，刺手拇、食指持针柄，将针退出皮肤后，立即用棉签或棉球按压针孔，以防止出血。

4.2.10 针刺异常情况及处理

针刺过程中出现异常情况，如晕针、滞针、弯针等，应按照 GB/T 33415—2016 针灸异常情况处理的规定进行处理。

4.3 施术后处理

施术后受术者稍事休息，施术者清点出针针数，避免针具遗留。观察出针后受术者是否出现晕针、针孔局部出血或血肿等情况。如有针刺异常情况出现则应按照 GB/T 33415—2016 的规定进行处理。待受术者生命体征平稳、情绪稳定后方可离开。

5 注意事项

——废针处理参照中华人民共和国国务院令第 380 号《医疗废物管理条例》；

——施术过程中，如某些刺法需要触及针体时，应当用消毒棉球作间隔物，术者手指不宜直接接触针体；

——行针时，提插幅度和捻转角度的大小、频率的快慢、时间的长短等，应根据受术者的具体情况和术者所要达到的目的而灵活掌握；

——头、目等部位应注意针孔的按压。对于头皮、眼周围等易出血的部位，出针时尤应注意，出针后急用干棉球按压，此时按压要适度着力，切勿揉按，以免出血，对于留针时间较长的，出针后亦应按压针孔；

——根据不同体质情况选用相应的毫针针刺方案，参见附录 C。

6 禁忌

——饥饿、饱食、醉酒、愤怒、情绪激动、过度惊吓、过度疲劳、精神紧张者，不宜立即进行针刺；

——体质虚弱，气血亏损者，其针感不宜过重，应尽量采取卧位行针；

——针刺时应避开大血管，腧穴深部有脏器时应掌握针刺深度，切不可伤及脏器；

——小儿囟门未闭合时，囟门附近的腧穴不宜针刺；

——由于小儿不易配合，所以一般不留针；

——头部颅骨缺损处或开放性脑损伤部位禁针；

——患有严重心脏病，重度糖尿病、重度贫血、急性炎症和心力衰竭者禁针；

——急性传染性疾病者禁针；

——有凝血功能障碍者不宜针刺；

——孕妇不宜针刺下腹部、腰骶部以及三阴交、合谷、至阴等对胎孕反应敏感的腧穴；

——皮肤感染、破损、溃疡、瘢痕部位，肿瘤部位，心脏附近，皮下安装心脏起搏器处，除特殊治疗需要外，均不宜在患部直接针刺；

——不明原因的肿块部位禁针；

——使用电针、电热针等电磁特种针具前，应询问受术者是否具有心脏起搏器等精密金属植入物，有精密金属植入物者应禁用电磁特种针具。

附 录 A

（规范性附录）

针具检查

A.1 用刺手拇、食、中三指或拇、食二指夹持针柄，一边稍加捻转，一边用押手指端抵住针尖，频频试探，若针尖卷曲，指端可有划刺的感觉。

A.2 已消毒的毫针，可用押手执消毒棉球，裹住针体下段，刺手拇食指持针柄，将针尖在棉球中边捻转边提插，如发觉有不滑利或退出时针尖上带有棉絮者，则说明针尖有毛钩。亦应注意检查针根是否滑利，有无毛刺。

A.3 同时检查几支毫针时，可用手夹持针柄，使针尖向上，针柄在下，于阳光充足处仔细观察针尖有无毛钩现象。

A.4 检查针体和针根时，使针尖向上，针柄向下，手捏针柄，于阳光充足处仔细观察，看针体有无粗糙、弯曲、折痕、斑剥、锈痕，上下是否匀称，以及针根有无剥蚀损伤及毛刺等。

A.5 检查针柄的缠丝有无松动时，可一手执住针柄，另一手紧捏针体，两手向相反方向用力拉送，或做相反方向捻转，如有松动，即可觉察。

附 录 B

（资料性附录）

毫针针刺得气

B.1 自觉指征

受术者的主观感觉和反应。主要是酸、麻、胀、重、凉、热、触电感、蚁走感、水波感和不自主的肢体活动，以及特殊情况下的疼痛感等针感。针感的性质与机体反应、疾病的性质和针刺部位有密切关系。一般是敏感者反应强，迟钝者反应弱。指趾末端多痛，四肢与肌肉丰厚处多酸、麻、胀、重，向上下传导，远端扩散等。腹部多为沉压感，腰部多酸胀感。

B.2 他觉指征

术者感觉和观察到的现象。针刺得气后，针下可由原来的轻松虚滑，变为沉紧，出现如鱼吞钩饵等手感；用手触摸腧穴周围，可感到肌肉由原来的松弛变为紧张，有的还会感到肌肉跳动或蠕动，某些原来因病而痉挛的肌肉可由紧张变为松弛等。

附 录 C

（资料性附录）

不同体质针刺养生保健推荐方案

C.1 平和质（A型）

C.1.1 总体特征

阴阳气血调和，以体态适中、面色红润、精力充沛等为主要特征。

C.1.2 形体特征

体形匀称健壮。

C.1.3 常见表现

面色润泽，头发稠密有光泽，目光有神，鼻色明润，嗅觉通利，唇色红润，不易疲劳，精力充沛，耐受寒热，睡眠良好，胃纳佳，二便正常，舌色淡红，苔薄白，脉缓有力。

C.1.4 心理特征

性格随和开朗。

C.1.5 发病倾向

平素患病较少。

C.1.6 对外界环境适应能力

对自然环境和社会环境适应能力较强。

C.1.7 针刺养生保健推荐方案

取穴：百会、神庭、合谷、关元、足三里、三阴交、太冲。

操作：行针时，提插幅度、捻转角度及频率、行针时间、基本补泻手法等没有禁忌，可根据受术者的具体情况和施术者所要达到的目的而灵活掌握。

留针：可根据临床具体情况选择留针时间，留针期间可行针，一般留针20～30分钟。

C.2 气虚质（B型）

C.2.1 总体特征

元气不足，以疲乏、气短、自汗等气虚表现为主要特征。

C.2.2 形体特征

肌肉松软不实。

C.2.3 常见表现

语音低弱，气短懒言，容易疲乏，精神不振，易出汗，舌淡红有齿痕，脉弱。

C.2.4 心理特征

性格内向，不喜冒险。

C.2.5 发病倾向

易患感冒、脏器下垂等病症；病后康复缓慢。

C.2.6 对外界环境适应能力

不耐受风、寒、暑、湿邪。

C.2.7 针刺养生保健推荐方案

取穴：百会、神庭、膻中、列缺、气海、足三里、三阴交、肺俞、脾俞、肾俞。

操作：行针时，宜小幅度提插捻转，频率不宜过快，行针时间不宜过长，针感不宜过强。根据受术者的具体情况和施术者所要达到的目的而灵活掌握。手法：平补平泻或多补慎泻。

留针：可根据临床具体情况选择留针时间，留针期间可行针，一般留针 20～30 分钟。

C.3　阳虚质（C 型）

C.3.1　总体特征

阳气不足，以畏寒怕冷、手足不温等虚寒表现为主要特征。

C.3.2　形体特征

肌肉松软不实。

C.3.3　常见表现

平素畏冷，手足不温，喜热饮食，精神不振，舌淡胖嫩，脉沉迟。

C.3.4　心理特征

性格多沉静、内向。

C.3.5　发病倾向

易患痰饮、肿胀、泄泻等病症；感邪易从寒化。

C.3.6　对外界环境适应能力

耐夏不耐冬；易感风、寒、湿邪。

C.3.7　针刺养生保健推荐方案

取穴：百会、神庭、气海、关元、中极、足三里、三阴交、脾俞、肾俞、命门。

操作：行针时，宜小幅度提插，捻转角度不宜过大，频率不宜过快，行针时间不宜过长，针感不宜过强。根据受术者的具体情况和施术者所要达到的目的而灵活掌握。手法：平补平泻或多补慎泻。

留针：可根据临床具体情况选择留针时间，留针期间可行针，一般留针 20～30 分钟。

C.4　阴虚质（D 型）

C.4.1　总体特征

阴液亏少，以口燥咽干、手足心热等虚热表现为主要特征。

C.4.2　形体特征

体形偏瘦。

C.4.3　常见表现

手足心热，口燥咽干，鼻微干，喜冷饮，大便干燥，舌红少津，脉细数。

C.4.4　心理特征

性情急躁，外向好动，活泼。

C.4.5　发病倾向

易患虚劳、失精、不寐等病症；感邪易从热化。

C.4.6　对外界环境适应能力

耐冬不耐夏；不耐受暑、热、燥邪。

C.4.7　针刺养生保健推荐方案

取穴：百会、神庭、内关、太溪、三阴交、心俞、肝俞、肾俞。

操作：行针时，宜小幅度提插，捻转角度不宜过大，频率不宜过快，行针时间不宜过长，针感不宜过强。根据受术者的具体情况和施术者所要达到的目的而灵活掌握。手法：平补平泻或多补慎泻。

留针：可根据临床具体情况选择留针时间，留针期间可行针，一般留针 20～30 分钟。

C.5　痰湿质（E 型）

C.5.1　总体特征

痰湿凝聚，以形体肥胖、腹部肥满、口黏苔腻等痰湿表现为主要特征。

C.5.2　形体特征

体形肥胖，腹部肥满松软。

C.5.3　常见表现

面部皮肤油脂多，多汗且黏，胸闷，痰多，口黏腻，喜肥甘甜，苔腻，脉滑。

C.5.4　心理特征

性格偏温和、稳重，多善于忍耐。

C.5.5　发病倾向

易患消渴、中风、胸痹等病症。

C.5.6　对外界环境适应能力

对梅雨季节及湿重环境适应能力差。

C.5.7　针刺养生保健推荐方案

取穴：百会、神庭、脾俞、肾俞、天枢、水分、支沟、阴陵泉、足三里、丰隆、三阴交、太溪。

操作：行针时，提插幅度、捻转角度及频率、行针时间、基本补泻手法等没有禁忌，可根据受术者的具体情况和施术者所要达到的目的而灵活掌握。

留针：可根据临床具体情况选择留针时间，留针期间可行针，一般留针20～30分钟。

C.6　湿热质（F型）

C.6.1　总体特征

湿热内蕴，以面垢油光、口苦、苔黄腻等湿热表现为主要特征。

C.6.2　形体特征

形体中等或偏瘦。

C.6.3　常见表现

面垢油光，易生痤疮，口苦口干，身重困倦，大便黏滞不畅或燥结，小便短黄，男性易阴囊潮湿，女性易带下增多，舌质偏红，苔黄腻，脉滑数。

C.6.4　心理特征

容易心烦急躁。

C.6.5　发病倾向

易患疮疖、黄疸、热淋等病。

C.6.6　对外界环境适应能力

对夏末秋初湿热气候，湿重或气温偏高环境较难适应。

C.6.7　针刺养生保健推荐方案

取穴：百会、神庭、曲池、合谷、支沟、天枢、阴陵泉、足三里、丰隆、三阴交、太溪、太冲。

操作：行针时，提插幅度、捻转角度及频率、行针时间、基本补泻手法等没有禁忌，可根据受术者的具体情况和施术者所要达到的目的而灵活掌握。

留针：可根据临床具体情况选择留针时间，留针期间可行针，一般留针20～30分钟。

C.7　血瘀质（G型）

C.7.1　总体特征

血行不畅，以肤色晦暗、舌质紫黯等血瘀表现为主要特征。

C.7.2　形体特征

胖瘦均见。

C.7.3　常见表现

肤色晦暗、色素沉着，容易出现瘀斑，口唇黯淡，舌黯或有瘀点，舌下络脉紫黯或增粗，脉涩。

C.7.4　心理特征

易烦，健忘。

C.7.5 发病倾向

易患癥瘕及痛证、血证等。

C.7.6 对外界环境适应能力

不耐受寒邪。

C.7.7 针刺养生保健推荐方案

取穴：百会、神庭、合谷、血海、膈俞、地机、足三里、三阴交、太冲。

操作：行针时，提插幅度、捻转角度及频率、行针时间等没有禁忌。补泻手法：辨虚实而定补泻，或平补平泻。可根据受术者的具体情况和施术者所要达到的目的而灵活掌握。

留针：可根据临床具体情况选择留针时间，留针期间可行针，一般留针 20～30 分钟。

C.8 气郁质 （H 型）

C.8.1 总体特征

气机郁滞，以神情抑郁、忧虑脆弱等气郁表现为主要特征。

C.8.2 形体特征

形体瘦者为多。

C.8.3 常见表现

神情抑郁，情感脆弱，烦闷不乐，舌淡红，苔薄白，脉弦。

C.8.4 心理特征

性格内向不稳定、敏感多虑。

C.8.5 发病倾向

易患脏躁、梅核气、百合病及郁证等。

C.8.6 对外界环境适应能力

对精神刺激适应能力较差；不适应阴雨天气。

C.8.7 针刺养生保健推荐方案

取穴：百会、神庭、肝俞、膻中、期门、内关、合谷、三阴交、太冲。

操作：行针时，提插幅度、捻转角度及频率、行针时间等没有禁忌。补泻手法：辨虚实而定补泻，或平补平泻，可根据受术者的具体情况和施术者所要达到的目的而灵活掌握。

留针：可根据临床具体情况选择留针时间，留针期间可行针，一般留针 20～30 分钟。

C.9 特禀质 （I 型）

C.9.1 总体特征

先天失常，以生理缺陷、过敏反应等为主要特征。

C.9.2 形体特征

过敏体质者一般无特殊；先天禀赋异常者或有畸形，或有生理缺陷。

C.9.3 常见表现

过敏体质者常见哮喘、风团、咽痒、鼻塞、喷嚏等；患遗传性疾病者有垂直遗传、先天性、家族性特征；患胎传性疾病者具有母体影响胎儿个体生长发育及相关疾病特征。

C.9.4 心理特征

随禀质不同情况各异。

C.9.5 发病倾向

过敏体质者易患哮喘、荨麻疹、花粉症及药物过敏等；遗传疾病如血友病、先天愚型等；胎传疾病如五迟（立迟、行迟、发迟、齿迟和语迟）、五软（头软、项软、手足软、肌肉软、口软）、解颅、胎惊、胎痫等。

C.9.6 对外界环境适应能力

适应能力差，如过敏体质者对易致敏季节适应力差，易引发宿疾。

C.9.7 针刺养生保健推荐方案

取穴：百会、神庭、肺俞、心俞、肝俞、脾俞、肾俞、关元、足三里、三阴交。

操作：行针时，提插幅度、捻转角度及频率、行针时间等没有禁忌，补泻手法：辨虚实而定补泻，或平补平泻，可根据受术者的具体情况和施术者所要达到的目的而灵活掌握。

留针：可根据临床具体情况选择留针时间，留针期间可行针，一般留针 20 ~ 30 分钟。

附　录　D

（资料性附录）

针刺治未病推荐方案

D.1　预防产后、术后尿潴留
D.1.1　预防产后尿潴留
取穴：合谷、阴陵泉、三阴交（均双侧）。

操作方法：产后1小时，受术者取仰卧位或半仰卧位，以舒适为宜，以75%乙醇棉球擦拭消毒施术者手指及受术者穴位局部皮肤，用2寸一次性无菌针灸针直刺1~1.5寸，捻转行针，捻针频率为80~100次/分钟，使合谷针感达肩部，阴陵泉、三阴交穴针感达小腹部。每10分钟行针1次，留针30分钟。

> 推荐意见：预防产后、术后尿潴留可根据不同手术方式取不同穴位，适当加用电针可增强疗效。
>
> 推荐等级：［GRADE 2D］

解释：共纳入相关现代文献1篇，经综合分析，形成证据体发现，针刺可有效预防尿潴留的发生。证据体质量等级经GRADE评价后，因其纳入文献设计质量不高，最终证据体质量等级为极低。但综合利弊平衡、受术者意愿、资源消耗与成本分析及专家意见共识，并结合临床实际，对本治疗方案进行弱推荐。本推荐方案出自文献证据及专家共识，请根据临床实际情况酌情使用。

D.1.2　预防肛门术后尿潴留
取穴：白环俞。

操作方法：术后1小时，受术者取俯卧位，以舒适为宜，以75%乙醇棉球擦拭消毒施术者手指及受术者穴位局部皮肤，以3寸一次性无菌针灸针直刺双侧白环俞，进针1.5~2寸，以泻法得气后留针。针感以受术者可耐受为度。可配合电针使用，电针仪导线分别连于两侧白环俞针柄上，以10~30Hz的疏密波给予电刺激。刺激量以受术者能耐受为宜。留针30分钟。

> 推荐意见：预防产后、术后尿潴留可根据不同手术方式取不同穴位，配合加用电针可增强疗效。
>
> 推荐等级：［GRADE 2D］

解释：共纳入相关现代文献1篇，经综合分析，形成证据体发现，针刺可有效预防尿潴留的发生。证据体质量等级经GRADE评价后，因其纳入文献设计质量不高，最终证据体质量等级为极低。但综合利弊平衡、受术者意愿、资源消耗与成本分析及专家意见共识，并结合临床实际，对本治疗方案进行弱推荐。本推荐方案出自文献证据及专家共识，请根据临床实际情况酌情使用。

D.2　预防术后胃肠功能障碍
取穴：内关、足三里、天枢、上巨虚、下巨虚，下腹部手术加取中脘。

操作方法：受术者术后回到病房6小时后，取仰卧位或半仰卧位，以受术者舒适为度，以75%乙醇棉球擦拭消毒施术者手指及受术者穴位局部皮肤，以2寸一次性无菌针灸针直刺1~1.5寸，平补平泻。留针30分钟，每日1次，连续治疗3天，并嘱受术者早期活动。

推荐意见：预防术后胃肠功能障碍，可在常规基础治疗上行针刺治疗，可适当加用电针。

推荐等级：[GRADE 2D]

解释：共纳入相关现代文献2篇，经综合分析，形成证据体发现，针刺相关通条脏腑、条达气机的腧穴可有效预防腹部术后大肠炎性粘连、胃肠功能障碍的发生。证据体质量等级经 GRADE 评价后，因其纳入文献设计质量不高，最终证据体质量等级为极低。但综合利弊平衡、受术者意愿、资源消耗与成本分析及专家意见共识，并结合临床实际，对本治疗方案进行弱推荐。本推荐方案出自文献证据及专家共识，请根据临床实际情况酌情使用。

D.3 预防化疗后恶心呕吐

取穴：内关、合谷、足三里。

操作方法：受术者取仰卧位或半仰卧位，以受术者舒适为度，以75%乙醇棉球擦拭消毒施术者手指及受术者穴位局部皮肤，选2寸一次性无菌针灸针进针1.5寸，行平补平泻手法，中等强度刺激，得气后留针30分钟。每天2次，分别于化疗前30分钟和化疗结束时进行。

推荐意见：预防化疗后呕吐在常规治疗基础上针刺内关、足三里等穴位可增强疗效。

推荐等级：[GRADE 1C]

解释：共纳入相关现代文献4篇，经综合分析，形成证据体发现，针刺内关、合谷、足三里等穴位可有效预防化疗后恶心呕吐的发生，降低化疗后恶心呕吐的发生率。证据体质量等级经 GRADE 评价后，因其纳入文献设计质量不高，最终证据体质量等级为低。但综合利弊平衡、受术者意愿、资源消耗与成本分析及专家意见共识，并结合临床实际，对本治疗方案进行强推荐。本推荐方案出自文献证据及专家共识，请根据临床实际情况酌情使用。

D.4 预防偏头痛

取穴：太阳、悬颅、率谷、角孙、外关、内关、风池、太冲、足临泣。

操作方法：受术者取仰卧位或半仰卧位，以受术者舒适为度，以75%乙醇棉球擦拭消毒施术者手指及受术者穴位局部皮肤，头部诸穴均以横刺法刺入，针刺得气后每穴施以捻转手法平补平泻，可采用透刺法增强疗效。留针30分钟，每周2次，连续治疗3个月。

推荐意见：针刺疗法是预防偏头痛的有效手段，可采用穴位透刺疗法以增强疗效。

推荐等级：[GRADE 1C]

解释：共纳入相关现代文献2篇，经综合分析，形成证据体发现，透刺可有效预防偏头痛的发生。证据体质量等级经 GRADE 评价后，因其纳入文献设计质量不高，最终证据体质量等级为低。但综合利弊平衡、受术者意愿、资源消耗与成本分析及专家意见共识，并结合临床实际，对本治疗方案进行强推荐。本推荐方案出自文献证据及专家共识，请根据临床实际情况酌情使用。

D.5 预防原发性痛经

取穴：三阴交、次髎、地机、十七椎。

注：十七椎，在腰部，当后正中线上，第5腰椎棘突下，俯卧取穴。

操作方法：月经来潮前3~7天，受术者取俯卧位，以受术者舒适为度，以75%乙醇棉球擦拭消毒施术者手指及受术者穴位局部皮肤，针刺得气后每穴均施以提插捻转泻法。留针30分钟，每天1次，治疗至少3个月经周期后进行随访。

推荐意见：在月经来潮前 3~7 天进行治疗，针刺顺序按"先阳后阴，先上后下"的原则，疗程需 3 个月以上。

推荐等级：[GRADE 1C]

解释：共纳入相关现代文献 1 篇，经综合分析，形成证据体发现，月经来潮前 3~7 天进行针刺干预，且干预 3 个周期以上可有效预防痛经的发生。证据体质量等级经 GRADE 评价后，因其纳入文献设计质量不高，最终证据体质量等级为低。但综合利弊平衡、受术者意愿、资源消耗与成本分析及专家意见共识，并结合临床实际，对本治疗方案进行强推荐。本推荐方案出自文献证据及专家共识，请根据临床实际情况酌情使用。

D.6 预防关节运动损伤

取穴：

肩三针：肩一针（肩髃穴）、肩二针（肩髃穴同水平前方二寸）、肩三针（肩髃穴同水平后方二寸）；

腰三针：肾俞、大肠俞、委中；

膝三针：膝眼、梁丘、血海；

踝三针：解溪、太溪、昆仑。

操作方法：受术者取仰卧位或半仰卧位，以受术者舒适为度，以 75% 乙醇棉球擦拭消毒施术者手指及受术者穴位局部皮肤，针刺得气后每穴均施以提插捻转泻法，约 0.5 分钟。留针 30 分钟，每天 1 次，每周治疗 6 次。

推荐意见：主要运用关节局部三针预防关节运动损伤，改善气血流通，增强对外界刺激的抵抗力。

推荐等级：[GRADE 2B]

解释：共纳入相关现代文献 1 篇，经综合分析，形成证据体发现，运用靳三针（肩、腰、膝、踝三针）治疗可以有效预防运动员的关节损伤。证据体质量等级经 GRADE 评价后，因其纳入文献设计质量不高，最终证据体质量等级为中。但综合利弊平衡、受术者意愿、资源消耗与成本分析及专家意见共识，并结合临床实际，对本治疗方案进行弱推荐。本推荐方案出自文献证据及专家共识，请根据临床实际情况酌情使用。

D.7 预防脑卒中

取穴：百会、风府、风池、关元、气海、曲池、内关、列缺、合谷、足三里、阳陵泉、绝骨、委中、三阴交。

操作方法：受术者取仰卧位或半仰卧位，以受术者舒适为度，以 75% 乙醇棉球擦拭消毒施术者手指及受术者穴位局部皮肤，使用 2 寸一次性无菌针灸针针刺穴位 1~1.5 寸，得气后留针 30 分钟。每日 1 次，14 次为 1 疗程。

推荐意见：干预脑卒中先兆需要在常规饮食及药物的基础上进行，针刺可以在手足十二针基础上加减，进行祛风扶正，疏通经络。

推荐等级：[GRADE 1C]

解释：共纳入相关现代文献 1 篇，经综合分析，形成证据体发现，在常规饮食、药物预防的基础上，进行针刺可有效降低有脑卒中先兆人群的发病率。证据体质量等级经 GRADE 评价后，因其纳入文献设计质量不高，最终证据体质量等级为低。但综合利弊平衡、受术者意愿、资源消耗与成本分析及专家意见共识，并结合临床实际，对本治疗方案进行强推荐。本推荐方案出自文献证据及专家共识，请根据临床实际情况酌情使用。

D.8 预防脑卒中后便秘

取穴：天枢、关元。

操作方法：受术者取仰卧位或半仰卧位，以受术者舒适为度，以75%乙醇棉球擦拭消毒施术者手指及受术者穴位局部皮肤，采用1.5～2寸一次性无菌针灸针，进针0.5～1.0寸，行平补平泻手法，得气后对双侧天枢穴加用电针。选择疏密波，强度以受术者腹部肌肉收紧并伴针柄上下摆动、能耐受为度。留针30分钟。每日治疗1次，10天为1个疗程。

> 推荐意见：脑卒中后便秘的预防性治疗需要在脑卒中常规治疗的基础上进行，对双侧天枢加用电针疗效更佳。
>
> 推荐等级：［GRADE 1D］

解释：共纳入相关现代文献1篇，经综合分析，形成证据体发现，脑卒中后在常规治疗基础上进行针刺干预，可有效预防脑卒中后受术者便秘的发生。证据体质量等级经GRADE评价后，因其纳入文献设计质量不高，最终证据体质量等级为极低。但综合利弊平衡、受术者意愿、资源消耗与成本分析及专家意见共识，并结合临床实际，对本治疗方案进行强推荐。本推荐方案出自文献证据及专家共识，请根据临床实际情况酌情使用。

D.9 预防脑卒中后肢体痉挛状态

方案一：

取穴：百会、太阳、肩髃、肩髎、臂臑、肩贞、极泉、天宗、心俞、曲池、少海、合谷、后溪、环跳、风市、阴陵泉、阳陵泉、昆仑、太溪、太冲、涌泉。

操作方法：受术者取坐位或者俯卧位，以受术者舒适为度，以75%乙醇棉球擦拭消毒施术者手指及受术者穴位局部皮肤，采用平补平泻法。头部取穴：百会透刺太阳。上肢取穴（患侧）：肩髃、肩髎分别透刺臂臑，肩贞透刺极泉，天宗透刺心俞，曲池透刺少海，合谷透刺后溪。下肢取穴（患侧）：环跳透刺风市，阴陵泉透刺阳陵泉，昆仑透刺太溪，太冲透刺涌泉。以2寸一次性无菌针灸针刺入穴位，向透刺方向行针，持续捻转3分钟，休息5分钟，再重复2次捻转操作。留针30分钟，每日1次，1个月为1个疗程。

> 推荐意见：脑卒中后偏瘫需要在脑卒中受术者的常规治疗基础上进行。
>
> 推荐等级：［GRADE 1D］

解释：共纳入相关现代文献1篇，经综合分析，形成证据体发现，脑卒中偏瘫后的早期应用透刺疗法可有效预防脑卒中后肌张力的升高。证据体质量等级经GRADE评价后，因其纳入文献设计质量不高，最终证据体质量等级为极低。但综合利弊平衡、受术者意愿、资源消耗与成本分析及专家意见共识，并结合临床实际，对本治疗方案进行强推荐。本推荐方案出自文献证据及专家共识，请根据临床实际情况酌情使用。

方案二：

取穴：内关、人中、三阴交、极泉、尺泽、委中、风池、印堂。

操作方法：受术者取仰卧位，以受术者舒适为度，以75%乙醇棉球擦拭消毒施术者手指及受术者穴位局部皮肤，以1～2寸一次性无菌针灸针刺入穴位，深度0.5～1.5寸，施捻转泻法1分钟，留针20分钟，每日1次，每周针刺5次，1个月为1个疗程。

推荐意见：脑卒中后偏瘫需要在脑卒中受术者的常规治疗基础上进行。

推荐等级：［GRADE 1D］

解释：共纳入相关现代文献1篇，经综合分析，形成证据体发现，醒脑开窍针法对脑卒中后偏瘫的预防有确切的疗效。证据体质量等级经GRADE评价后，因其纳入文献设计质量不高，最终证据体质量等级为极低。但综合利弊平衡、受术者意愿、资源消耗与成本分析及专家意见共识，并结合临床实际，对本治疗方案进行强推荐。本推荐方案出自文献证据及专家共识，请根据临床实际情况酌情使用。

方案三：

取穴：王氏夹脊穴，即第2、4、6、8、10、12胸椎棘突下旁开0.3寸，第2、4腰椎棘突下旁开0.3寸，共16穴。

操作方法：受术者取俯卧位或侧卧位，以受术者舒适为度，以75%乙醇棉球擦拭消毒施术者手指及受术者穴位局部皮肤，以1.5寸一次性无菌针灸针直刺，进针0.5~1寸，进针后要求针柄直立，横平竖直，上下左右成行。以平补平泻手法捻转得气后留针30分钟。每日1次，1个月为1个疗程。

推荐意见：脑卒中后偏瘫的预防性治疗需要在脑卒中受术者的常规治疗基础上进行，针刺夹脊穴需要选取正确的体位，针刺深度应严格把握。

推荐等级：［GRADE 1D］

解释：共纳入相关现代文献1篇，经综合分析，形成证据体发现，针刺王氏夹脊穴。证据体质量等级经GRADE评价后，因其纳入文献设计质量不高，最终证据体质量等级为极低。但综合利弊平衡、受术者意愿、资源消耗与成本分析及专家意见共识，并结合临床实际，对本治疗方案进行强推荐。本推荐方案出自文献证据及专家共识，请根据临床实际情况酌情使用。

D.10 预防脑卒中后肩手综合征

取穴：取患侧肩髃、肩髎、肩贞、曲池、手三里、内关、极泉、尺泽、合谷、太渊、足三里、悬钟、人迎。

操作方法：治疗时，取坐位或卧位，以受术者舒适为度，以75%乙醇棉球擦拭消毒施术者手指及受术者穴位局部皮肤，每次选穴6~8个。用2寸一次性无菌针灸针刺入皮肤1~1.5寸，接电针仪，采用疏密波，刺激强度以局部肌肉跳动，受术者能耐受为度。每日1次，每次留针30分钟，治疗30天为1疗程。

推荐意见：脑卒中后肩手综合征的预防性治疗需要在脑卒中受术者的常规治疗基础上进行，选穴主要为肩、手部局部腧穴，加用电针可增强疗效。

推荐等级：［GRADE 1D］

解释：共纳入相关现代文献1篇，经综合分析，形成证据体发现，手臂近端取穴配伍具有舒经理气活血作用的腧穴可以有效降低脑卒中后肩手综合征的发生率。证据体质量等级经GRADE评价后，因其纳入文献设计质量不高，最终证据体质量等级为极低。但综合利弊平衡、受术者意愿、资源消耗与成本分析及专家意见共识，并结合临床实际，对本治疗方案进行强推荐。本推荐方案出自文献证据及专家共识，请根据临床实际情况酌情使用。

D.11 预防脑卒中相关肺部感染

取穴：水沟、内关、中脘、天突、足三里、风府、人迎、百会、廉泉、列缺、合谷。

操作方法：受术者取仰卧位或半仰卧位，以受术者舒适为度，以75%乙醇棉球擦拭消毒施术者手指及受术者穴位局部皮肤，以1～2寸一次性无菌针灸针按各穴常规刺法刺入得气后，根据受术者耐受程度行提插捻转手法平补平泻。留针30分钟，留针期间行针2～3次。每日1次，每周治疗5次，10次为1个疗程，共治疗2个疗程（4周）。

> 推荐意见：脑卒中相关感染的预防性治疗需要在脑卒中受术者的常规治疗基础上进行。
>
> 推荐等级：[GRADE 2C]

解释：共纳入相关现代文献2篇，经综合分析，形成证据体发现，针刺可有效预防脑卒中后肺部感染的发生。证据体质量等级经GRADE评价后，因其纳入文献设计质量不高，最终证据体质量等级为低。但综合利弊平衡、受术者意愿、资源消耗与成本分析及专家意见共识，并结合临床实际，对本治疗方案进行弱推荐。本推荐方案出自文献证据及专家共识，请根据临床实际情况酌情使用。

D.12 预防脑卒中后抑郁状态

方案一：

取穴：百会、印堂、内关、水沟、三阴交。

操作方法：受术者取仰卧位或半仰卧位，以受术者舒适为度，以75%乙醇棉球擦拭消毒施术者手指及受术者穴位局部皮肤，内关：先刺，直刺0.5～1寸，施提插捻转泻法，施术1分钟。水沟：针尖向鼻中隔，斜刺0.5寸，施雀啄手法，以眼球湿润为度。百会：针尖向后，平刺0.5寸，施小幅度高频率捻转补法，施术1分钟。印堂：捏起皮肤，针尖向下，斜刺0.5寸，施小幅度高频率捻转补法，施术1分钟。三阴交：沿患侧胫骨内侧缘与皮肤呈45°角斜刺0.5～1寸，施捻转提插补法，以患肢抽动3次为度。留针20～30分钟，留针10分钟时行针一次，捻转频率为200次/分钟。每周治疗3天，治疗4～8周。

方案二：

取穴：完骨、百会、风池、天柱、内关、神门、四神聪、足三里、三阴交。

操作：受术者取坐位或俯卧位，以受术者舒适为度，以75%乙醇棉球擦拭消毒施术者手指及受术者穴位局部皮肤，头部穴位选取1～1.5寸一次性无菌针灸针平刺0.5～1寸，其余穴位选取2寸一次性无菌针灸针直刺1～1.5寸，行针0.5分钟，得气后留针20～30分钟，每周3次，治疗4～8周。

> 推荐意见：脑卒中抑郁的预防性治疗需要在脑卒中受术者的常规治疗基础上进行，在针刺治疗的同时应适当进行心理疏导及情感沟通，综合调理身心状态。
>
> 推荐等级：[GRADE 2D]

解释：共纳入相关现代文献2篇，经综合分析，形成证据体发现，针刺可有效影响脑卒中受术者情绪，降低脑卒中后抑郁的发生率。证据体质量等级经GRADE评价后，因其纳入文献设计质量不高，最终证据体质量等级为极低。但综合利弊平衡、受术者意愿、资源消耗与成本分析及专家意见共识，并结合临床实际，对本治疗方案进行弱推荐。本推荐方案出自文献证据及专家共识，请根据临床实际情况酌情使用。

D.13 预防亚健康状态

D.13.1 常规方案

取穴：中脘、下脘、气海、关元、滑肉门、外陵、大横，可配合督脉及膀胱经第一侧线（皮肤针扣刺）。

操作方法：受术者先取仰卧位，以75%乙醇棉球擦拭消毒施术者手指及受术者穴位局部皮肤，采用2寸一次性无菌针灸针，诸穴均直刺1～1.5寸，施轻缓手法，只捻转不提插，每次留针30分钟。变换为俯卧位，皮肤针扣刺督脉和膀胱经第一侧线，叩至皮肤发红为度。隔日治疗 1 次，10 次为 1 个疗程。

推荐意见：干预亚健康以腹针配合皮肤针扣刺的方式，需足疗程治疗。同时应改变饮食、睡眠、工作、学习的不良习惯，适当运动，综合预防亚健康状态。

推荐等级：[GRADE 1D]

解释：共纳入相关现代文献 1 篇，经综合分析，形成证据体发现，腹针与皮肤针叩刺督脉和膀胱经两疗法相结合，使治疗亚健康的作用得以加强。证据体质量等级经 GRADE 评价后，因其纳入文献设计质量不高，最终证据体质量等级为极低。但综合利弊平衡、受术者意愿、资源消耗与成本分析及专家意见共识，并结合临床实际，对本治疗方案进行强推荐。本推荐方案出自文献证据及专家共识，请根据临床实际情况酌情使用。

D.13.2 预防焦虑性亚健康状态

取穴：水沟、内关（双）、三阴交（双）、百会、四神聪、率谷（双）、足三里（双）、太冲（双）。

操作方法：受术者取仰卧位或半仰卧位，以受术者舒适为度，以 75% 乙醇棉球擦拭消毒施术者手指及受术者穴位局部皮肤，用 1～1.5 寸一次性无菌针灸针，捻转进针法先刺内关穴，直刺 0.5～1 寸，平补平泻，施手法 1 分钟；刺水沟穴，向鼻中隔方向斜刺 0.3～0.5 寸，施雀啄术轻度刺激量，至眼球微微湿润为度；再刺三阴交，沿胫骨内侧缘与皮肤呈 45°角斜刺，进针 1～1.5 寸，用提插手法，使针感放射到足趾尖部；其余诸穴施以平补平泻法，得气后留针 20 分钟。每日 1 次，20 次为 1 疗程，疗程间休息 1 周，共治疗 3 疗程。可配合身心放松训练。

推荐意见：干预焦虑亚健康状态需配合醒脑开窍针刺法和放松训练同时进行。

推荐等级：[GRADE 2D]

解释：共纳入相关现代文献 1 篇，经综合分析，形成证据体发现，采取针刺结合放松训练的综合方法对亚健康状态焦虑改善取得了满意的临床疗效。证据体质量等级经 GRADE 评价后，因其纳入文献设计质量不高，最终证据体质量等级为极低。但综合利弊平衡、受术者意愿、资源消耗与成本分析及专家意见共识，并结合临床实际，对本治疗方案进行弱推荐。本推荐方案出自文献证据及专家共识，请根据临床实际情况酌情使用。

D.13.3 预防睡眠障碍性亚健康状态

取穴：

主穴：中脘、下脘、气海、关元。

配穴：心脾亏损型，配商曲（左）、气穴（左）、上、下风湿点（左）、大横（双）；

心胆气虚型，配商曲（左）、气穴（左）、上风湿点（双）；

心肾不交型，配商曲（左）、上、下风湿点（左）、气穴（双）；

肝阳上扰型，配商曲（左）、气穴（左）、上风湿点（双）。

注：上风湿点为腹中部旁侧，滑肉门穴上 0.5 寸，向外旁开 0.5 寸，下风湿点为外陵穴下 1 寸，向外旁开 1 寸。

操作方法：受术者取仰卧位，以受术者舒适为度，以 75% 乙醇棉球擦拭消毒施术者手指及受术者穴位局部皮肤，以 2 寸一次性无菌针灸针刺入穴位 1～1.5 寸，留针 30 分钟左右。可配合红外线照射神阙穴。每日 1 次，10 次为 1 疗程，疗程间休息 1～2 天。共治疗 3 个疗程。

推荐意见：干预失眠亚健康需辨证配穴，可配合红外线照射神阙穴增强疗效。

推荐等级：[GRADE 2D]

解释：共纳入相关现代文献1篇，经综合分析，形成证据体发现，薄智云教授腹针疗法对睡眠亚健康状态的干预方面临床疗效显著。证据体质量等级经 GRADE 评价后，因其纳入文献设计质量不高，最终证据体质量等级为极低。但综合利弊平衡、受术者意愿、资源消耗与成本分析及专家意见共识，并结合临床实际，对本治疗方案进行弱推荐。本推荐方案出自文献证据及专家共识，请根据临床实际情况酌情使用。

D.13.4 预防躯体疼痛性亚健康状态

取穴：取双侧太冲透刺涌泉、内庭透刺涌泉、合谷透刺劳宫、后溪透刺中渚。

操作方法：受术者取仰卧位，用75%乙醇常规消毒，选用2寸一次性无菌针灸毫针，以单手进针法快速刺入，得气后视体质虚实情况而施以补泻手法，留针30分钟，留针期间行针2～3次。每日1次，10次为1个疗程，共治疗3个疗程。

> 推荐意见：预防躯体疼痛性亚健康状态取手足部穴位透刺，足疗程治疗效果更佳。
>
> 推荐等级：[GRADE 2D]

解释：共纳入相关现代文献1篇，经综合分析，形成证据体发现，针灸对身体的经络穴位给予一定量的刺激，以反射性地激发起机体局部和全身反应，从而产生疏通经络、行气活血的作用，达到缓解、消除疼痛的目的。证据体质量等级经 GRADE 评价后，因其纳入文献设计质量不高，最终证据体质量等级为极低。但综合利弊平衡、受术者意愿、资源消耗与成本分析及专家意见共识，并结合临床实际，对本治疗方案进行弱推荐。本推荐方案出自文献证据及专家共识，请根据临床实际情况酌情使用。

D.13.5 预防慢性疲劳综合征

取穴：心俞、肝俞、脾俞、肺俞、肾俞。两侧穴位交替轮换使用。

辨证配穴：肝气郁结者加太冲；肝郁脾虚者加行间、公孙；心脾两虚者加神门、三阴交；肝肾阴虚者加太溪、曲泉；肺脾气虚者加气海、足三里；脾虚湿阻者加阴陵泉、太白；肝郁化火者加支沟、太冲；痰热内扰者加丰隆、曲池。

操作方法：受术者取侧卧位或俯卧位，针刺穴位常规消毒，选用2寸一次性无菌针灸针，捻转进针法，直刺或斜刺1～1.5寸，虚补实泻，留针30分钟。针刺完毕后可配合点穴推拿手法治疗，受术者取仰卧位，施术者用按揉法从印堂直上至上星，反复10次，再点按攒竹、鱼腰、四白、迎香、百会、安眠、太阳诸穴约5分钟；再沿头两侧足少阳胆经循行区域进行点按揉，持续3分钟；体表穴位点按：神门、内关、足三里、三阴交、涌泉约5分钟；后俯卧位，沿背部膀胱经点心俞、肺俞、肝俞、脾俞、肾俞穴约5分钟。

> 推荐意见：干预疲劳综合征以五脏俞为主，同时应根据辨证分型进行穴位加减，在此基础上进行穴位点按可增强疗效。
>
> 推荐等级：[GRADE 1D]

解释：共纳入相关现代文献2篇，经综合分析，形成证据体发现，在五脏俞基础上进行辨证加减取穴进行针刺并结合推拿及穴位点按可有效改善疲劳综合征。证据体质量等级经 GRADE 评价后，因其纳入文献设计质量不高，最终证据体质量等级为极低。但综合利弊平衡、受术者意愿、资源消耗与成本分析及专家意见共识，并结合临床实际，对本治疗方案进行强推荐。本推荐方案出自文献证据及专家共识，请根据临床实际情况酌情使用。

D.14 预防血液透析后低血压

取穴：百会、内关、足三里、合谷。

操作方法：在血液净化治疗开始前10分钟，受术者取仰卧位或者半仰卧位，以受术者舒适为度，以75%乙醇棉球擦拭消毒施术者手指及受术者穴位局部皮肤，选用1~2寸一次性无菌针灸针，进针后施以补法，留针30分钟。

推荐意见：预防血液净化后低血压需在血液净化后的常规基础上进行，行针以补法为主。

推荐等级：[GRADE 2C]

解释：共纳入相关现代文献1篇，经综合分析，形成证据体发现，在血液净化前就行针刺干预可有效降低血液净化早期的低血压发生率。证据体质量等级经GRADE评价后，因其纳入文献设计质量不高，最终证据体质量等级为低。但综合利弊平衡、受术者意愿、资源消耗与成本分析及专家意见共识，并结合临床实际，对本治疗方案进行弱推荐。本推荐方案出自文献证据及专家共识，请根据临床实际情况酌情使用。

D.15 预防围绝经期抑郁状态

取穴：太溪、三阴交、神门、太冲。

操作方法：受术者仰卧位或者半仰卧位，以受术者舒适为度，以75%乙醇棉球擦拭消毒施术者手指及受术者穴位局部皮肤，选用1~2寸一次性无菌针灸针，垂直刺入穴位，用平补平泻法操作，得气后留针30分钟。每周3次，治疗4~8周。

推荐意见：针刺预防围绝经期抑郁应配合心理健康辅导，可同时配合饮食、睡眠、生活方式的调节，综合调理身心状态。

推荐等级：[GRADE 2D]

解释：共纳入相关现代文献1篇，经综合分析，形成证据体发现，采用针刺结合心理健康辅导治疗围绝经期抑郁状态，取得了较好的临床疗效。证据体质量等级经GRADE评价后，因其纳入文献设计质量不高，最终证据体质量等级为极低。但综合利弊平衡、受术者意愿、资源消耗与成本分析及专家意见共识，并结合临床实际，对本治疗方案进行弱推荐。本推荐方案出自文献证据及专家共识，请根据临床实际情况酌情使用。

D.16 预防青少年近视

取穴：睛明、攒竹、丝竹空、太阳、合谷。

操作方法：受术者取仰卧位，以受术者舒适为度，以75%乙醇棉球擦拭消毒施术者手指及受术者穴位局部皮肤，针刺进针得气后不行补泻手法。留针20分钟，每周2次，4周为一个疗程。可配合滴眼液辅助预防治疗。

推荐意见：预防青少年近视在针刺干预的基础上，可配合滴眼液护眼保健，以及配合饮食、睡眠、学习、工作等不良生活习惯。

推荐等级：[GRADE 2D]

解释：共纳入相关现代文献1篇，经综合分析，形成证据体发现，针刺可有效改善青少年视力及屈光度。证据体质量等级经GRADE评价后，因其纳入文献设计质量不高，最终证据体质量等级为极低。但综合利弊平衡、受术者意愿、资源消耗与成本分析及专家意见共识，并结合临床实际，对本治疗方案进行弱推荐。本推荐方案出自文献证据及专家共识，请根据临床实际情况酌情使用。

D.17 预防关节术后深静脉血栓

取穴：

第一组：丰隆、髀关、三阴交、箕门。

第二组：梁丘、足三里、血海、地机。

操作方法：针刺治疗前取仰卧位，以受术者舒适为度，以75%乙醇棉球擦拭消毒施术者手指及受术者穴位局部皮肤。术后当日绷带包扎范围较大，选用第一组穴，第三日绷带减少，则用第二组穴。术后麻醉药性消失时，即给予针刺治疗，常规消毒进针，以2寸一次性无菌针灸针刺入1寸左右，得气后行针，再将电针输出导线按经脉分别夹在两对穴位之毫针上（如胃经的丰隆、髀关为一对），采用频率为1/30Hz的疏密波刺激30分钟，输出强度以受术者能忍受为度。每日1次，共7次。

> 推荐意见：关节术后深静脉血栓的针刺干预需在手术后在基础药物治疗的基础上进行，穴位的选取根据绷带所遮挡的部位范围而进行调整，加用电针可增强疗效。
>
> 推荐等级：［GRADE 2D］

解释：共纳入相关现代文献1篇，经综合分析，形成证据体发现，电针配合皮下注射低分子肝素可降低关节术后深静脉血栓的发生率。证据体质量等级经GRADE评价后，因其纳入文献设计质量不高，最终证据体质量等级为极低。但综合利弊平衡、受术者意愿、资源消耗与成本分析及专家意见共识，并结合临床实际，对本治疗方案进行弱推荐。本推荐方案出自文献证据及专家共识，请根据临床实际情况酌情使用。

D.18 预防急性心肌梗死后抑郁状态

取穴：章门、期门（双侧）、太冲（双侧）。

操作方法：受术者取仰卧位，以75%乙醇棉球擦拭消毒施术者手指及受术者穴位局部皮肤，局部皮肤与周围常规消毒，选用1.5~2寸一次性无菌针灸针，章门、期门穴采用斜刺、捻转针刺手法，太冲穴采用直刺、提插捻转针刺手法，进针0.5~0.8寸。得气后留针30分钟，每天1次，治疗7天为1疗程。

> 推荐意见：针刺预防急性心肌梗死后抑郁状态需在急性心梗的常规治疗基础上进行，建议配合心理疏导及情感安慰，进行综合身心调整。
>
> 推荐等级：［GRADE 2D］

解释：共纳入相关现代文献1篇，经综合分析，形成证据体发现，研究证实：运用疏肝解郁法针刺预防急性心梗受术者早期抑郁状态。证据体质量等级经GRADE评价后，因其纳入文献设计质量不高，最终证据体质量等级为极低。但综合利弊平衡、受术者意愿、资源消耗与成本分析及专家意见共识，并结合临床实际，对本治疗方案进行弱推荐。本推荐方案出自文献证据及专家共识，请根据临床实际情况酌情使用。

D.19 预防肿瘤介入术中消化道不良反应

取穴：内关（单侧）。

操作方法：受术者取仰卧位或者半仰卧位，以受术者舒适为度，以75%乙醇棉球擦拭消毒施术者手指及受术者穴位局部皮肤，在介入术前5分钟，用1.5~2寸一次性无菌针灸针直刺单侧内关穴，针刺深度1~1.5寸，采用捻转提插平补手法，得气后留针30~60分钟。

> 推荐意见：针刺预防介入术中不良反应取单侧内关穴，应进行准确定位及标准操作。
>
> 推荐等级：［GRADE 1D］

解释：共纳入相关现代文献1篇，经综合分析，形成证据体发现，针刺右侧内关可有效降低介入术中不良反应的发生情况。证据体质量等级经 GRADE 评价后，因其纳入文献设计质量不高，最终证据体质量等级为极低。但综合利弊平衡、受术者意愿、资源消耗与成本分析及专家意见共识，并结合临床实际，对本治疗方案进行强推荐。本推荐方案出自文献证据及专家共识，请根据临床实际情况酌情使用。

D.20 预防精神类药物副作用

取穴：

第一组：百会、神庭透上星、足三里、三阴交、阳陵泉、神门、涌泉。

第二组：四神聪、印堂、足三里、三阴交、阳陵泉、内关、神门、涌泉。

操作方法：取仰卧位或侧卧位，以受术者舒适为度，以 75% 乙醇棉球擦拭消毒施术者手指及受术者穴位局部皮肤，两组穴位轮流使用，以 1~2 寸一次性无菌针灸针针刺各穴位，百会行针刺补法，神庭透上星行补法，四神聪行补法，其余穴位行平补平泻。每次 30 分钟，每日 1 次，20 天为 1 疗程，每疗程后间隔 10 天进行第 2 疗程。

推荐意见：受术者服用抗精神病药物控制精神症状，接受针刺治疗预防药物副作用，如嗜睡、乏力、食欲不振等，以上两组穴位交替进行，足程治疗可保证疗效。

推荐等级：[GRADE 2C]

解释：共纳入相关现代文献 1 篇，经综合分析，形成证据体发现，中医针刺防治抗精神病药物不良反应，疗效显著。证据体质量等级经 GRADE 评价后，因其纳入文献设计质量不高，最终证据体质量等级为低。但综合利弊平衡、受术者意愿、资源消耗与成本分析及专家意见共识，并结合临床实际，对本治疗方案进行弱推荐。本推荐方案出自文献证据及专家共识，请根据临床实际情况酌情使用。

D.21 提高中长跑男子免疫力

取穴：足三里。

操作方法：受术者取坐位、仰卧位或者半卧位，以受术者舒适为度，以 75% 乙醇棉球擦拭消毒施术者手指及受术者穴位局部皮肤，以 2 寸一次性无菌针灸针针刺双侧足三里 1~1.5 寸，得气后留针 20 分钟，每日 1 次，10 天为一疗程。停 2 天后，继续为运动员针刺，连续 8 天，为第二疗程。连续治疗 2 个疗程。

推荐意见：针刺增强长跑男子免疫力选穴为双侧足三里，需在常规放松的基础上进行。取穴应为按压的最敏感点。

推荐等级：[GRADE 1D]

解释：共纳入相关现代文献 1 篇，经综合分析，形成证据体发现，针刺双侧足三里可有效提高长跑男子免疫力。证据体质量等级经 GRADE 评价后，因其纳入文献设计质量不高，最终证据体质量等级为极低。但综合利弊平衡、受术者意愿、资源消耗与成本分析及专家意见共识，并结合临床实际，对本治疗方案进行强推荐。本推荐方案出自文献证据及专家共识，请根据临床实际情况酌情使用。

D.22 预防前列腺增生

取穴：关元、气海、三阴交、太溪、太冲。

操作方法：受术者取仰卧位，以 75% 乙醇棉球擦拭消毒施术者手指及受术者穴位局部皮肤，三阴交、太溪、太冲直刺 1~1.5 寸，得气后行平补平泻法，留针 30 分钟，关元、气海直刺 2 寸，得气后行雀啄法，针感向阴茎及会阴处放射，留针 30 分钟，隔日 1 次。针刺 4~8 周。

推荐意见：针刺预防前列腺增生，取穴以关元、气海、三阴交补肾益气，通利水道，太冲、太溪肝肾同调。

推荐等级：[GRADE 2D]

解释：共纳入相关现代文献 1 篇，经综合分析，形成证据体发现，对证取穴针刺结合半导体激光治疗，可有效预防前列腺增生的发生。证据体质量等级经 GRADE 评价后，因其纳入文献设计质量不高，最终证据体质量等级为极低。但综合利弊平衡、受术者意愿、资源消耗与成本分析及专家意见共识，并结合临床实际，对本治疗方案进行弱推荐。本推荐方案出自文献证据及专家共识，请根据临床实际情况酌情使用。

D.23 预防剖宫产术中牵拉反射

取穴：足三里、内关（均双侧）。

操作方法：于手术前 15 分钟，受术者取仰卧位，以 75% 乙醇棉球擦拭消毒施术者手指及受术者穴位局部皮肤，取 2 寸一次性无菌针灸针，刺入穴位 1～1.5 寸，每穴均用平补平泻手法均匀地提插捻转至得气（局部酸、麻、胀）后留针，术中胎儿娩出后，每穴再以上手法均匀地提插捻转 15 秒至关闭腹膜时出针。

推荐意见：针刺预防剖宫术中牵拉反射需在剖宫产术常规护理的基础上进行，取双侧足三里、内关应配合术程，需严格消毒，准确定位，规范操作。

推荐等级：[GRADE 2D]

解释：共纳入相关现代文献 1 篇，经综合分析，形成证据体发现，剖宫产手术中针刺足三里、内关穴可以抑制牵拉腹膜、内脏导致的心率、血压改变以及疼痛、恶心、呕吐等不良反应。证据体质量等级经 GRADE 评价后，因其纳入文献设计质量不高，最终证据体质量等级为极低。但综合利弊平衡、受术者意愿、资源消耗与成本分析及专家意见共识，并结合临床实际，对本治疗方案进行弱推荐。本推荐方案出自文献证据及专家共识，请根据临床实际情况酌情使用。

D.24 预防月经相关性偏头痛

取穴：百会、神庭、本神、率谷、角孙（患侧）、风池（患侧）、头维。

经期前预防性治疗穴位加减：大赫、中极、归来、三阴交、足三里、气海。

操作方法：取仰卧位或半仰卧位，以受术者舒适为度，以 75% 乙醇棉球擦拭消毒施术者手指及受术者穴位局部皮肤，以 1～1.5 寸一次性无菌针灸针刺百会、神庭、本神、头维平刺进针；风池斜刺，率谷透刺角孙，大赫、中极、归来、三阴交、足三里、气海直刺，均用平补平泻行气手法，15 分钟行针 1 次。留针 30 分钟，每周至少治疗 2 次（包括月经期间）。月经期前 10 天开始加用经期前预防性治疗穴位，至少 3 次，至月经期开始停用经前预防性治疗的穴位。以上治疗连续进行 2 个月经周期。

推荐建议：预防月经相关性偏头痛将预防偏头痛的常规取穴与调经穴位相结合，并于月经周期前 10 天进行调经穴位的选取治疗。

推荐等级：[Delphi 1IV]

解释：经过专家意见共识，综合利弊平衡、受术者意愿、资源消耗与成本分析，并结合临床实际，对本方案进行强推荐。本推荐方案出自专家共识，请根据临床实际情况酌情使用。

D.25 预防肱骨外上髁炎（网球肘）

取穴：以局部阿是穴（压痛点）为主，可配合手足十二针舒经理气，即双侧曲池、内关、合谷、足三里、阳陵泉、三阴交。

操作方法：取仰卧位或半仰卧位，以受术者舒适为度，以75%乙醇棉球擦拭消毒施术者手指及受术者穴位局部皮肤，以2寸一次性无菌针灸针刺各穴位。针刺后嘱受术者最大范围地活动肘关节，分别做前臂的旋内、旋外、屈伸动作。在此治疗过程中寻找压痛点很关键，越准效果越好。针刺手法均为平补平泻，以得气为度，15分钟行针1次。留针30分钟，每周治疗3次，两周为1个疗程。

推荐建议：对于常用肘部关节的人群需要进行预防性治疗，以局部压痛点取穴为主，舒经活络，理气止痛。

推荐等级：[Delphi 2IV]

解释：经过专家意见共识，综合利弊平衡、受术者意愿、资源消耗与成本分析，并结合临床实际，对本方案进行弱推荐。本推荐方案出自专家共识，请根据临床实际情况酌情使用。

D.26　预防慢性下腰痛

取穴：肾俞、大肠俞、次髎、中髎、委中、秩边、昆仑、环跳、阳陵泉中有压痛的穴位进行针刺。可配合足三里、三阴交、气海、血海等。

操作方法：受术者取俯卧位，以受术者舒适为度，以75%乙醇棉球擦拭消毒施术者手指及受术者穴位局部皮肤。采用1.5~2寸一次性无菌针灸针，均用平补平泻手法，以得气为度，15分钟行针1次。留针30分钟，每周治疗3次，两周为1个疗程。

推荐建议：对于长期体力劳动或者久坐的人群，预防性治疗可以大大降低慢性下腰痛发作频率，预防慢性下腰痛的取穴以腰部及腿部常用舒经理气穴位为主。

推荐等级：[Delphi 1IV]

解释：经过专家意见共识，综合利弊平衡、受术者意愿、资源消耗与成本分析，并结合临床实际，对本方案进行强推荐。本推荐方案出自专家共识，请根据临床实际情况酌情使用。

D.27　预防戒断综合征

取穴：水沟、内关、劳宫、合谷、足三里、百会、本神、神门。

操作方法：受术者取仰卧位或半仰卧位，以受术者舒适为度，以75%乙醇棉球擦拭消毒施术者手指及受术者穴位局部皮肤，以1~2寸一次性无菌针灸针刺各穴位，选用毫针泻法或者平补平泻法，留针30分钟，每日1次，每周治疗3次，两周为1个疗程。配合心理疏导，包括个人和家庭的劝告、行为疗法、假日康复等。

推荐建议：预防戒断综合征主要以安神解郁抑志为主，应同时配合心理疏导。

推荐等级：[Delphi 2IV]

解释：经过专家意见共识，综合利弊平衡、受术者意愿、资源消耗与成本分析，并结合临床实际，对本方案进行弱推荐。本推荐方案出自专家共识，请根据临床实际情况酌情使用。

D.28　预防感冒

取穴：合谷、大椎、风池、太阳、列缺、印堂、足三里。

操作方法：取仰卧位或半仰卧位，以受术者舒适为度，以75%乙醇棉球擦拭消毒施术者手指及受术者穴位局部皮肤，以1.5~2寸一次性无菌针灸针刺各穴位。针刺用泻法，针刺得气后，每隔5分钟行针1次，留针30分钟。每日1次，连续3天，有预防作用。

推荐建议：预防感冒以益气固表、扶正祛邪为主，可在流感期间或者季节变化期间进行预防性治疗。

推荐等级：[Delphi 1IV]

解释：经过专家意见共识，综合利弊平衡、受术者意愿、资源消耗与成本分析，并结合临床实际，对本方案进行强推荐。本推荐方案出自专家共识，请根据临床实际情况酌情使用。

D.29 预防认知障碍（痴呆）

取穴：百会、印堂、四神聪、悬钟、中脘、气海、足三里、血海、劳宫、申脉、太溪、太冲、丰隆。

操作方法：受术者取仰卧位，用 75% 乙醇常规消毒。选择 1~2 寸一次性无菌针灸针，取百会、四神聪平刺，印堂提捏局部皮肤平刺，悬钟、中脘、气海、足三里、血海、劳宫、申脉、太溪、太冲、丰隆直刺，施捻转补法。留针 30 分钟，每日 1 次，每周治疗 3 次，两周为 1 个疗程。

推荐建议：对于高龄人群，针刺预防认知障碍应以安神益智、理气养血为原则取穴，同时益气扶正，祛湿化痰。

推荐等级：[Delphi 1IV]

解释：经过专家意见共识，综合利弊平衡、受术者意愿、资源消耗与成本分析，并结合临床实际，对本方案进行强推荐。本推荐方案出自专家共识，请根据临床实际情况酌情使用。

D.30 预防感染后咳嗽

取穴：鱼际、尺泽、孔最、列缺、天枢、足三里、丰隆。

操作方法：受术者取仰卧位，用 75% 乙醇常规消毒。选择 2 寸一次性无菌针灸针，行提插捻转手法平补平泻 2 分钟。留针 30 分钟，每日 1 次，每周治疗 3 次，两周为 1 个疗程。

推荐建议：预防感染后咳嗽需以扶正固表、益气扶正、理气化痰为原则进行。

推荐等级：[Delphi 2IV]

解释：经过专家意见共识，综合利弊平衡、受术者意愿、资源消耗与成本分析，并结合临床实际，对本方案进行弱推荐。本推荐方案出自专家共识，请根据临床实际情况酌情使用。

D.31 预防手术应激反应

取穴：四神聪、神庭、印堂、内关、三阴交。

操作方法：受术者取仰卧位，用 75% 乙醇常规消毒。采用一次性无菌针灸针，四神聪、神庭、印堂、三阴交用 1 寸毫针刺入，四神聪、神庭、印堂行捻转手法，平补平泻，内关、三阴交行提插捻转手法，平补平泻。行手法后留针（针刺深度 0.5~0.8 寸），治疗 30 分钟后出针。术前 1 小时治疗一次，术后 2 小时治疗一次，术后第 1~3 日每日治疗一次，共 5 次。

推荐建议：预防手术应激反应应在术前及术后均有干预并严格监测术后生命体征。

推荐等级：[Delphi 2IV]

解释：经过专家意见共识，综合利弊平衡、受术者意愿、资源消耗与成本分析，并结合临床实际，对本方案进行弱推荐。本推荐方案出自专家共识，请根据临床实际情况酌情使用。

D.32 预防妇科术后腹胀

取穴：足三里、合谷、丰隆、中脘、天枢、气海、关元。

操作方法：受术者取仰卧位，用 75% 乙醇常规消毒。采用一次性无菌针灸针，针刺后行捻转泻法

5 分钟，留针 30 分钟，或者用直刺法达 1～1.5 寸深度，受术者有针感后，针柄连接电针治疗仪，选用疏密波，频率适中，输出强度以受术者耐受为度，留针 30 分钟。第 1 次针刺时间为术前 6 小时，第 2 次针刺时间为术后 6 小时，第 3 次为术后 12 小时，之后为每天 2 次，上午和下午各 1 次，治疗 3 日。

> 推荐建议：妇科术后腹胀为常见术后并发症，针刺可起到一定的预防作用。
> 推荐等级：［Delphi 2Ⅳ］

解释：经过专家意见共识，综合利弊平衡、受术者意愿、资源消耗与成本分析，并结合临床实际，对本方案进行弱推荐。本推荐方案出自专家共识，请根据临床实际情况酌情使用。

D.33 预防术后胃瘫综合征

取穴：中脘、足三里（双）、内关（双）。

操作方法：受术者取仰卧位，用 75% 乙醇常规消毒。用 1.5 寸一次性无菌针灸针刺入穴位，得气后内关用提插捻转泻法，中强度刺激，以受术者能耐受为度，余穴用平补平泻。留针 30 分钟，每隔 10 分钟行针 1 次，每日 1 次。共治疗 2 周，术前和术后各一周。

> 推荐建议：针刺预防术后胃瘫综合征需要把握手法，内关穴用中强度刺激，中脘、足三里平补平泻即可，且应术前术后同时针刺干预。
> 推荐等级：［Delphi 2Ⅳ］

解释：经过专家意见共识，综合利弊平衡、受术者意愿、资源消耗与成本分析，并结合临床实际，对本方案进行弱推荐。本推荐方案出自专家共识，请根据临床实际情况酌情使用。

D.34 针刺预防腹部手术术后呃逆

取穴：足三里、合谷、内关、太冲（均双侧）。

操作方法：受术者取仰卧位或坐位，用 75% 乙醇常规消毒。以 2 寸一次性无菌针灸针，进针后施以大幅度的提插捻转促使得气，使受术者有较强的酸、麻、胀、痛感（以受术者的最大忍受度为限），留针 15 分钟。术前 2 小时针刺一次，术后 1 小时、3 小时各针刺一次，术后第 2 天起每日针刺，连续治疗 3 日。

> 推荐建议：针刺预防腹部术后呃逆以得气为重。［Delphi 2Ⅳ］

解释：经过专家意见共识，综合利弊平衡、受术者意愿、资源消耗与成本分析，并结合临床实际，对本方案进行弱推荐。本推荐方案出自专家共识，请根据临床实际情况酌情使用。

D.35 针刺预防乳腺增生

取穴：

第一组：膻中、屋翳、乳根、期门、合谷、足三里、三阴交、太冲。

第二组：肩井、天宗、肝俞、肾俞、脾俞。

操作方法：受术者取卧位，两组穴位交替使用。用 75% 乙醇常规消毒。以 1～1.5 寸一次性无菌针灸针刺入穴位，胸背部及肩井不行针，其余诸穴可行提插捻转平补平泻。留针 30 分钟，每日 1 次，每周治疗 3 次，两周为 1 个疗程。

> 推荐建议：育龄期女性可采用针刺疗法预防乳腺增生。［Delphi 1Ⅳ］

解释：经过专家意见共识，综合利弊平衡、受术者意愿、资源消耗与成本分析，并结合临床实际，对本方案进行强推荐。本推荐方案出自专家共识，请根据临床实际情况酌情使用。

参 考 文 献

[1] 陆寿康.刺法灸法学（供针灸推拿学专业用）［M］.北京：中国中医药出版社，2011.

[2] 石学敏.针灸学［M］（普通高等教育中医药类"十二五"规划教材）.北京：中国中医药出版社，2012.

[3] 王富春.刺法灸法学［M］.第2版.上海：上海科学技术出版社，2009.

[4] 方剑乔.刺法灸法学（本科中医药类/针推学）.［M］.北京：人民卫生出版社，2012.

[5] 东贵荣，马铁明.刺法灸法学（全国中医药行业高等教育"十二五"规划教材）［M］.第9版.北京：中国中医药出版社，2012.

[6] 陈仲新.上下配穴法针刺预防产后尿潴留［J］.中国针灸，2004（3）：27-28.

[7] 冯子轩.电针白环俞预防肛门病术后排尿困难的临床研究［D］.长春：长春中医药大学，2010.

[8] 刘利，檀晓东.针刺预防腹部手术后早期炎性肠梗阻［J］.中国针灸，2006（1）：65.

[9] 李鹏飞.电针预防急性化脓性阑尾炎术后肠粘连临床研究［D］.太原：山西中医学院，2014.

[10] 刘桂红，彭艳红.针刺预防化疗所致呕吐［J］.中国民间疗法，2001（10）：14.

[11] 施琴.针刺足三里、内关穴预防化疗胃肠道反应疗效观察［J］.中医药临床杂志，2004（5）：481.

[12] 窦忠琴，郑淑花，李孟娟.针刺预防化疗所致恶心呕吐136例［J］.中国民间疗法，2002（2）：10-11.

[13] 黄银凤，李薇薇.针灸联合穴位注射预防化疗呕吐临床研究［J］.中医学报，2013（12）：1936-1937.

[14] 别宗霖.不同深度针刺太阳穴预防性治疗缓解期偏头痛的临床研究［D］.北京：北京中医药大学，2014.

[15] 李甘.电针预防性治疗偏头痛的临床观察［D］.武汉：湖北中医药大学，2013.

[16] 卜彦青，侯文静，李艳梅，等.预针灸单穴、多穴对原发性痛经的疗效观察［J］.新中医，2011（4）：99-101.

[17] 才桂芝.针刺内关、足三里预防人工流产综合反应［J］.云南中医杂志，1985（3）：29.

[18] 陈湫波，陆企孙，盛秀毓，等.针刺预防心脏病受术者"人工流产综合反应"［J］.中医杂志，1979（9）：12-14.

[19] 冯湘，王亚莉.针刺预防人工流产综合征的临床观察［J］.针灸临床杂志，1997（6）：29.

[20] 黄秀容.逆针灸预防运动员关节损伤应用研究［D］.广州：广州中医药大学，2010.

[21] 卢永屹.针刺干预中风先兆疗效观察［J］.上海针灸杂志，2008（10）：10-11.

[22] 孙远征，罗梅，牛雪茹.针刺募穴预防中风后受术者便秘临床观察［J］.上海针灸杂志，2010（6）：352-353.

[23] 凌丽.中风早期穴位透刺预防瘫肢肌张力增高的临床研究［D］.哈尔滨：黑龙江中医药大学，2006.

[24] 曹辰虹，赵建国.针刺锥体交叉区预防中风偏瘫痉挛状态的临床观察［J］.中西医结合心脑血

管病杂志，2007（11）：1050 – 1051.

［25］王少松．逆针灸针刺"王氏夹脊穴"防治中风后肌张力增高的临床研究［D］．北京：北京中
医药大学，2007.

［26］林梅．早期康复结合针刺对脑卒中后肩 – 手综合征受术者上肢功能的疗效观察［J］．数理医药
学杂志，2014（6）：677 – 679.

［27］徐素琴．针刺联合莫沙必利预防脑卒中后吸入性肺炎的临床观察［J］．中国老年学杂志，2012
（4）：804 – 805.

［28］梁利娜．针刺预防脑梗死伴吞咽障碍受术者发生卒中相关性肺炎的疗效［J］．中国医药科学，
2015（5）：64 – 65.

［29］仲晨霞．"醒脑开窍"针法预防中风后抑郁的临床观察［D］．南京：南京中医药大学，2014.

［30］徐刚．针刺联合氟西汀治疗中风后抑郁症随机平行对照研究［J］．实用中医内科杂志，2014
（11）：158 – 160.

［31］常燕．腹针配合梅花针叩刺督脉及膀胱经治疗亚健康状态 48 例［J］．陕西中医，2013（6）：
740 – 741.

［32］李辉，赵冰，张晓茹，等．针刺结合放松训练对亚健康状态焦虑影响的研究［J］．辽宁中医杂
志，2008（2）：276 – 277.

［33］陈秀华，陈润东，奎瑜，等．腹针疗法对睡眠障碍为主的亚健康状态中医干预作用的疗效研究
［J］．辽宁中医杂志，2007（9）：1314 – 1315.

［34］陈旻．五腧穴透刺治疗躯体疼痛型亚健康疗效观察［J］．上海针灸杂志，2013（6）：
476 – 477.

［35］陈立早，王井泉，王丽菊，等．针刺五脏俞为主结合点穴推拿干预躯体疲劳性亚健康的临床观
察［J］．针灸临床杂志，2012（10）：39 – 40.

［36］周鹏．"逆针灸"背俞穴干预人群亚健康状态的临床研究［D］．广州：广州中医药大
学，2013.

［37］李雪．足三里、肾俞烧山火针法治疗脾肾阳虚型慢性疲劳综合征临床疗效研究［D］．成都：
成都中医药大学，2011.

［38］杨丽洁．足三里烧山火针法治疗脾肾阳虚型慢性疲劳综合征临床疗效研究［D］．成都：成都
中医药大学，2010.

［39］杨志旭，范铁兵，李洁．针刺预防血液净化早期低血压的临床观察［J］．中国中医急症，2013
（7）：1233 – 1234.

［40］蒋花，邱连利．针刺"治未病"理论对围绝经期情志抑郁受术者的干预研究［J］．卫生职业
教育，2015（2）：147 – 148.

［41］吕佳．针刺防治青少年近视的临床观察研究［D］．广州：广州中医药大学，2014.

［42］李威．针药结合预防人工膝关节置换术后下肢深静脉血栓形成的临床研究［D］．南京：南京
中医药大学，2010.

［43］孙静，陈林榕，刘培中，等．疏肝解郁法针刺预防急性心肌梗死受术者早期抑郁状态临床观察
［J］．新中医，2014（2）：167 – 169.

［44］耿坚，姚明荣，汪贤玲，等．针刺内关穴对预防介入治疗术中不良反应的应用价值［J］．中国

中西医结合影像学杂志，2013（3）：271-272.

[45] 罗诚，张勇辉，熊昆武，等．针刺预防抗精神病药物副反应110例临床观察［J］．云南中医学院学报，2006（3）：27-28.

[46] 张葆欣，燕小妮．针刺对男子中长跑项目运动员冬训期间免疫力影响的研究［J］．北京体育大学学报，2008（4）：496-497.

[47] 董佳晨，李春玲，高国庆，等．针刺联合半导体激光穴位照射在良性前列腺增生二级预防中的作用［J］．实用临床医药杂志，2011（7）：117-119.

[48] 刘敏．针刺疗法预防剖宫产术中牵拉反应的效果研究［J］．河北中医，2010（7）：1032-1033.

ICS 11.120
C 05

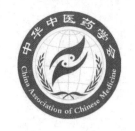

团　体　标　准

T/CACM 1078—2018

中医治未病技术操作规范
拔　　罐

Technique specifications for treating *weibing* in Chinese medicine
Cupping

2018-09-17 发布
2018-11-15 实施

中华中医药学会 发布

前　言

本规范按照 GB/T 1.1—2009 给出的规则起草。

本规范代替 ZYYXH/T 158—2010《中医保健技术操作规范　保健拔罐》，与 ZYYXH/T 158—2010 相比主要技术变化如下：

——删除了先前版本的技术内容：

保健拔罐常用处方和中药液处方（见 ZYYXH/T 158—2010 附录 B）；

保健拔罐的留罐时间、拔罐间隔与施术周期（见 ZYYXH/T 158—2010 附录 C）；

——增加了新的技术内容：

投火法（见 4.2.1.1.2）；

揉罐法（见 4.2.2.1.5）；

针罐法（见 4.2.2.2）；

拔罐的正常反应（见 4.3.1）；

不同体质人群拔罐操作方法（见附录 B）；

拔罐疗法治未病推荐方案（见附录 C）；

——修改了先前版本中的技术内容：

范围（见 1）；

规范性引用文件（见 2）；

术语和定义（见 3）；

施术前准备（见 4.1）；

火罐法（见 4.2.1.1）；

单纯拔罐法（见 4.2.2.1）；

起罐方法（见 4.2.3）；

施术后处理（见 4.3）；

注意事项（见 5）；

禁忌（见 6）；

常用罐的种类（见附录 A）。

本规范由中华中医药学会提出并归口。

本规范主要起草单位：首都医科大学附属北京中医医院、天津中医药大学。

本规范参与起草单位：江西中医药大学附属医院、河北省中医院、湖南中医药大学第一附属医院、重庆市中医院、北京中医药大学东直门医院、北京中医药大学附属护国寺中医医院、辽宁中医药大学附属医院、济南市中医医院、杭州市红十字会医院、黑龙江省中医药科学院。

本规范主要起草人：王麟鹏、孟向文、张涛、李彬、刘存志、孙敬青、郭静、曲正阳。

本标准参与起草人：周炜、海英、冯树军、金亚蓓、白妍、付勇、章薇、袁军、王竹行、王军。

本标准专家组成员：郭义、陈泽林、赵雪、李桂兰、翟伟、王金贵、郭永明、王红、孟向文、潘兴芳、史丽萍、汤毅、房纬、高希言、谭亚芹、吴焕淦、杨华元、杨永清、东贵荣、贾春生、陈跃来、刘堂义、方剑乔、杨骏、高树中、齐瑞、吴强、石现、孙建华、倪光夏、何丽云、王频、车戬、陈以国、裴景春。

引　言

　　本规范是我国用于指导和规范中医拔罐疗法在治未病应用中操作的规范性文件。编写和颁布本规范的目的在于为目前各级各类医院及医疗保健机构提供拔罐疗法治未病技术临床操作的规范，指导相关医师及保健人员正确使用中医拔罐疗法防治疾病，使中医拔罐疗法应用更加规范化、更具安全性，从而使之更好地为广大民众的健康服务。

　　本规范是根据中医拔罐疗法的临床优势，在已发布的 ZYYXH/T 158—2010《中医保健技术操作规范　保健拔罐》的基础上，针对特定临床情况，参照古代文献、名医经验以及现代最佳临床研究证据，结合受术者价值观和意愿，系统研制的帮助临床医生和受术者做出恰当选择的指导性意见。

　　本规范制定的总体思路是：在中医拔罐疗法治未病实践与临床研究的基础上，遵循循证医学的理念与方法，将国际公认的证据质量评价与推荐方案分级的规范，和古代文献证据、名老中医专家临床证据相结合，形成标准草案，并将临床研究证据与大范围专家共识性意见相结合，制定出能确保拔罐疗法的临床疗效和安全性，能够有效指导临床实践的指导性意见。

　　本规范推荐方案的证据等级主要采用世界卫生组织（WHO）等推荐的 GRADE（Grading of recommendations assessment, development and evaluation）系统，即推荐分级的评价、制定与评估的系统，其中推荐等级分为强推荐与弱推荐两级。强推荐的方案是估计变化可能性较小、个性化程度低的方案，而弱推荐方案则是估计变化可能性较大、个性化程度高、受术者价值观差异大的方案。对于缺乏随机对照临床研究证据或缺乏文献支持的疾病预防推荐方案，采用 2001 年国际感染论坛（ISF）提出的 Delphi 分级标准。本规范推荐方案仅将目前获取到的最新证据以附录形式列在操作规范后面，供本规范使用者参考。

中医治未病技术操作规范 拔罐

1 范围

本规范规定了中医拔罐疗法的术语和定义、操作步骤与要求、注意事项与禁忌。

本规范适用于对各级各类医院及医疗保健机构进行拔罐疗法治未病操作的规范管理，指导相关医师及技师正确使用中医拔罐疗法防治疾病。个人自行进行拔罐疗法防治疾病，也可以此作为参考。

2 规范性引用文件

下列文件中的条款通过本规范的引用而成为本规范的条款。凡是注日期的引用文件，仅所注日期的版本适用于本规范。凡是不注日期的引用文件，其最新版本适用于本规范。

GB/T 12346 腧穴名称与定位

GB 15981—1995 消毒与灭菌效果的评价方法与标准

GB/T 21709.5—2008 针灸技术操作规范 第 5 部分：拔罐

GB/T 30232—2013 针灸学通用术语

WS 310.2—2009 医院消毒供应中心 第 2 部分：清洗消毒及灭菌技术操作规范

ZYYXH/T 157—2009 中医体质分类与判定

3 术语和定义

下列术语和定义适用于本规范。

3.1

罐 Cup

用玻璃、塑料、竹子、陶瓷、橡胶等制成的圆筒型扣吸器具，拔罐的主要工具。

3.2

拔罐调养 Regulation by cupping therapy

用排除杯、筒或罐内空气，以产生负压，使其吸附于体表，以治疗疾病的方法。具有活血、行气、止痛、消肿、散结、退热、祛风、散寒、除湿、拔毒等作用。

3.3

火罐法 Fire cupping method

利用点火燃烧排除罐内空气造成负压的拔罐疗法。

［GB/T 30232—2013，6.4.5.1］

3.4

水罐法 Boiling water cupping method

利用空气热膨胀原理，通过蒸汽、水煮等方法造成罐内负压的拔罐疗法。

3.5

抽气罐法 Suction cupping method

用特制的罐，利用罐底的橡皮活塞接通吸引器，抽去罐内空气，形成负压，使罐吸附于皮肤上的拔罐方法。

［GB/T 30232—2013，6.4.5.4］

3.6

针罐法 Needling associated with cupping

针刺留针时，在针刺部位配合拔罐的方法。

［GB/T 30232—2013，6.4.5.5］

4 操作步骤与要求

4.1 施术前准备

4.1.1 罐具

根据操作部位、操作方法的不同选择相应的罐具。将罐具对准光源以确定罐体完整无裂痕,用手触摸以确定罐口内外光滑无毛糙。对罐具消毒,罐的内壁应擦拭干净。常用罐的种类参见附录A。

4.1.2 部位

应根据治未病目的选取适当的操作部位。常用部位为具有保健及防治疾病作用的相关腧穴以及肌肉丰厚处。治未病时常用部位及相应方法参见附录C。

4.1.3 体位

应选择受术者舒适且能持久保持的、施术者便于操作的体位。

4.1.4 受术者

应保持全身肌肉放松,并做好充足的心理准备。施术者应注意观察受术者状态,如有紧张、恐惧、焦虑或肌肉紧张等情况出现,应做心理减压辅导,严重者应及时终止操作。

4.1.5 环境

应保持环境清洁卫生,避免污染,环境温度应保持26℃左右。

4.1.6 消毒

4.1.6.1 罐具

对不同材质、用途的罐具可用不同的消毒方法。消毒效果评价按GB 15981—1995的规定。

a) 玻璃罐具及塑料罐具用75%乙醇棉球反复擦拭消毒,或用浓度2000mg/L的84消毒液浸泡消毒至少30分钟后进行清洗,消毒液应每日更换一次。

b) 竹制罐具可用煮沸消毒,或用75%乙醇棉球反复擦拭消毒。

c) 对于有血液、脓液污染的罐具应专罐专用,并用浓度20g/L的戊二醛浸泡消毒45分钟,或用浓度5.5g/L的邻苯二甲醛消毒液浸泡消毒12分钟。

4.1.6.2 施术部位

一般拔罐的部位不需要消毒,应保持施术部位皮肤清洁。应用针罐法、刺络放血法时使用75%乙醇或0.5%~1%碘伏棉球在施术部位消毒。

4.1.6.3 施术者

施术者双手可用肥皂水清洗干净,应用针罐法、刺络拔罐法时再用75%乙醇棉球擦拭。

4.2 施术方法

4.2.1 吸拔方法

4.2.1.1 火罐法

4.2.1.1.1 闪火法

用一手持夹住95%乙醇棉球的夹持器(如镊子、止血钳、持针器等),另一手握住罐体,罐口朝下,将棉球点燃后立即伸入罐内(以罐口与罐底的外1/3与内2/3处为宜),快速摇晃旋转1~3圈随即退出,速将罐扣于应拔部位。

注:点火前应检查棉球的乙醇吸附量,以乙醇不滴落为度。

4.2.1.1.2 投火法

将易燃软质纸片(卷)点燃后投入罐内,迅速将罐扣于应拔部位。

注:此过程应特别注意防止烫伤。

4.2.1.1.3 贴棉法

将直径1~2cm的95%乙醇棉片紧贴于罐内壁适当位置(远离罐口,一般以中部为宜),点燃棉片后迅速将罐扣于应拔部位。

4.2.1.2 水罐法

4.2.1.2.1 水煮法

将竹罐放入水中或药液中煮沸2～3分钟，然后用镊子将罐倒置（罐口朝下）快速夹起，迅速用多层干毛巾捂住罐口片刻，以吸去罐内的水液或药液，降低罐口温度，但保持罐内热气，趁热快速将罐扣于应拔部位，然后轻按罐具30秒左右，令其吸牢。

4.2.1.2.2 蒸汽法

将水或药液（液体水平面勿超过壶嘴）在小水壶内煮沸，至水蒸气从壶嘴或套于壶嘴的皮管内大量喷出时，将壶嘴或皮管插入罐内2～3分钟后取出，速将罐扣于应拔部位。

4.2.1.3 抽气罐法

先将抽气罐紧扣在施术部位，用抽气筒将罐内的部分空气抽出，使其吸拔于皮肤上。

4.2.1.4 其他罐法

如拔挤气罐、电磁罐、远红外罐、药物多功能罐等，可根据其说明书操作。

4.2.2 应用方法

4.2.2.1 单纯拔罐法

4.2.2.1.1 闪罐法

用闪火法将玻璃罐吸拔于应拔部位，随即取下，再吸拔，再取下，反复吸拔至局部皮肤潮红，或罐体底部发热为度。

注1：闪罐频率一般为10～30次/分钟，闪罐持续操作时间一般为3～10分钟，动作要迅速而准确，必要时也可在闪罐后留罐。

注2：若罐体和（或）罐底已发热，应更换玻璃罐以防止烫伤。

4.2.2.1.2 留罐法

将吸拔在皮肤上的罐具留置一定时间，使局部皮肤潮红，甚或皮下瘀血呈紫黑色后再将罐具取下。

4.2.2.1.3 走罐法

先于施罐部位涂抹适量润滑剂（如走罐油、刮痧油、凡士林、医用甘油、液体石蜡、润肤霜等），也可用温水或保健中药液，或将罐口涂上油剂，待用罐具吸拔后，单手或双手握住罐体，略用力将罐具沿着一定路线或部位反复推拉。

注：以走罐部位皮肤潮红或紫红为度，推罐时应用力均匀，保持罐压以防止罐具漏气脱落。

4.2.2.1.4 排罐法

沿某一经脉或某一经筋的体表位置顺序成行排列吸拔多个罐具。

4.2.2.1.5 揉罐法

待用罐具吸拔后，双手交叠握住罐体上部向下按压，同时做小幅度回旋揉动，带动罐下皮肤一起回旋运动，持续操作时间一般为1分钟，稍作停留后可继续按揉，反复操作3～5次。

4.2.2.2 针罐法

4.2.2.2.1 留针拔罐

在毫针针刺留针时，以针为中心拔罐，留置后起罐、起针。

4.2.2.2.2 出针拔罐

在出针后，立即于该部位拔罐，留置后起罐，起罐后再用消毒干棉球将拔罐处擦净。

4.2.2.3 刺络拔罐法

用刺血工具（如三棱针、皮肤针等）刺络出血后，再行拔罐、留罐。起罐后用消毒干棉球擦净血迹，刺络部位用无菌敷料或创可贴贴护。

注：三棱针的技术操作规范见GB/T 21709.4的规定，皮肤针的技术操作规范见GB/T 21809.7的规定。

4.2.3 起罐方法

4.2.3.1 一般起罐方法

一手握住罐体腰底部稍倾斜，另一手拇指或食指按压罐口边缘的皮肤，使罐口与皮肤之间产生空隙，空气进入罐内，即可将罐取下。

4.2.3.2 抽气罐的起罐方法

提起抽气罐上方的塞帽使空气注入罐内，罐具即可脱落。也可按一般起罐方法起罐。

4.2.3.3 水罐的起罐方法

为防止罐内有残留水（药）液漏出，若吸拔部位呈水平面，应先将拔罐部位适当倾斜后再起罐，并在低于罐口处放置适量干棉球后，再用一般方法起罐。

4.3 施术后处理

4.3.1 拔罐的正常反应

在拔罐处若出现点片状紫红色瘀点、瘀斑，或兼微热痛感，或局部发红，或微觉瘙痒，片刻或3~5天后消失，恢复正常皮色，皆是拔罐的正常反应，不应搔抓，一般可不予特殊处理。

4.3.2 拔罐的善后与处理

4.3.2.1 起罐后应用消毒棉球轻轻拭去拔罐部位罐斑上的小水珠。

4.3.2.2 起罐后如果出现小水泡，只要不擦破，可任其自然吸收。若水泡较大，可在局部常规消毒后，用一次性消毒针从泡底刺破放出泡液，或用一次性注射器从泡底刺入并抽吸泡液，再用无菌敷料覆盖。

4.3.2.3 若出血应用消毒棉球拭净。

4.3.2.4 若皮肤破损，应常规消毒，并用无菌敷料覆盖。若用拔罐治疗疮痈，起罐后应用消毒棉球拭净脓血，并常规处理疮口，用无菌敷料覆盖。

4.3.2.5 处置妥当后，嘱受术者休息5~15分钟后再离开治疗室，嘱其隔1~3天后再做治疗，具体治疗间隔时间视受术者体质与皮肤反应而定。

5 注意事项

5.1 拔罐部位宜充分暴露，施术过程应注意保暖。若毛发较多影响操作，在征得受术者同意后，可剃去拔罐部位毛发。

5.2 面部、双肩、咽区、前胸区等易暴露部位，须向受术者说明可能会留下罐斑，在征得其同意后方可拔罐，并注意留罐时间不宜过长。

5.3 受术者体位应舒适且可持久保持，局部宜舒展、松弛，勿移动体位，以防罐具脱落。

5.4 留针拔罐，选择罐具宜大，毫针针柄宜短，针刺不宜过深，以免吸拔时罐具碰触针柄而造成损伤。

5.5 年老者、儿童、体质虚弱及初次接受拔罐者，拔罐数量宜少，留罐时间宜短。妊娠妇女及婴幼儿慎用拔罐疗法。

5.6 起罐操作时不应硬拉或旋转罐具，否则会引起疼痛，甚至损伤皮肤。

5.7 拔罐手法要熟练，动作要轻、快、稳、准。用于燃火的乙醇棉球，不应吸含乙醇过多，以免拔罐时滴落到受术者皮肤上而造成烧烫伤。若不慎出现烧烫伤，按外科烧烫伤常规处理。

5.8 燃火伸入罐内的位置，以罐口与罐底的外1/3与内2/3处为宜。

5.9 拔罐过程中如果出现拔罐局部疼痛难忍，宜减压放气，或立即起罐。

5.10 拔罐过程中若出现头晕、胸闷、恶心欲呕，肢体乏力，冷汗淋漓，甚至一过性意识丧失等晕罐现象，处理方法是立即起罐，使受术者呈头低脚高卧位，必要时可饮用温开水或温糖水，或掐按人中穴等急救穴位。密切注意血压、心率、呼吸、血糖等生命体征变化，严重时按晕厥处理，对症采取急救措施。

5.11 留罐时间可根据年龄、病情、体质等情况而定，一般留罐时间为5～15分钟。肌肤反应明显者、皮肤薄弱者、糖尿病受术者及老人与儿童留罐时间不宜过长。

5.12 治疗间隔时间按受术者局部皮肤反应和体质情况决定，同一部位拔罐一般隔1～3天一次，一般每周治疗2～3次；以拔罐7～10次为一个施术周期；两个施术周期之间应间隔3～5天（或等罐斑痕迹消失）。

5.13 施术部位应注意防止感染。

5.14 针对不同体质人群拔罐操作方法，见附录B。

5.15 针对防治不同疾病或养生保健采取相应的拔罐推荐方案，见附录C。

6 禁忌

6.1 急性危重疾病、严重心脏病、心力衰竭不宜。

6.2 皮肤高度过敏者、接触性传染病以及皮肤肿瘤（肿块）部位、皮肤溃烂部位禁用。

6.3 血小板减少性紫癜、血友病等凝血功能异常疾病禁用。

6.4 心尖区、体表动脉搏动处及静脉曲张处禁用。

6.5 精神分裂症、抽搐、高度紧张及不合作者不宜。

6.6 急性外伤性骨折部位，中度和重度水肿部位禁用。

6.7 瘰疬、疝气处及活动性肺结核禁用。

6.8 眼、耳、口、鼻等五官孔窍部禁用。

6.9 佩戴心脏起搏器等精密金属植入物的受术者，禁用电罐、磁罐。

6.10 醉酒者、过于消瘦者不宜拔罐。

附 录 A

（资料性附录）

常用罐的种类

A.1 按材质分类

A.1.1 玻璃罐

由玻璃加工制成。其形如球状，下端开口，口小肚大，口边微厚而略向外翻而平滑，常用于火罐法。

A.1.2 塑料罐

用塑料或以塑料为主的原料制成，形如圆筒状，有透明和不透明两种，多用于抽气罐法。

A.1.3 竹罐

用坚固的细毛竹制成，一端留节为底、一端为罐口，中间略粗，形同腰鼓，多用于水罐法。

A.1.4 陶瓷罐

由陶土烧制而成，罐的两端较小，中间外展，形同腰鼓，常用于火罐法。

A.1.5 橡胶罐

以橡胶为原料制作而成，常见的有扁圆筒形，中间略粗，多用于挤气罐法。

A.2 按排气方法分类

A.2.1 抽气罐

用一种特制的罐具和一个抽气装置构成。分为连体式和分体式两种。

A.2.1.1 橡皮排气球抽气罐

用橡皮排气球连接罐具而成。分成简装式（排气球与罐具制成一体，不可拆开）、精装式（罐具与排气球可以拆开，可根据需要临时选用适当的罐具）、组合式（排气球只在排气时连接罐具，罐具拔住之后，可以随时取下排气球，并可装在其他罐具上继续应用）。

A.2.1.2 电动抽气罐

通过电动抽气吸附，经穴电动拔罐治疗仪属此种。

A.2.2 挤气罐

常见的有组合式和组装式两种。组合式是由玻璃喇叭筒的细头端套一橡皮球囊构成；组装式是装有开关的橡皮囊和橡皮管与玻璃或透明塑料罐连接而成。

A.2.3 双孔玻璃抽吸罐

外形和玻璃罐大致相同，成椭圆球形；在罐顶部两侧设有圆柱形的两个孔，一为注入孔，一为排气孔。

A.3 按功能分类

A.3.1 电罐

在传统火罐的基础上发展起来的，集负压、温热、磁疗、电针等疗法为一体的拔罐器具。负压、温度均可通过电流来控制，而且还可以连接测压仪器，随时观测负压情况。

A.3.2 磁罐

磁疗与罐疗相结合的一种拔罐用器具。用优质塑料制成罐筒，形状为圆形，一面开口，另一部分为抽气装置，使用时连接罐筒。

A.3.3 药物多功能罐

罐内凹斗放入药液或药末、药片，将拔罐治疗原理与药物透皮吸收作用等相结合。

A.3.4 远红外真空罐

真空罐结合稀土元素制成的发热体进行拔罐。

A.3.5 复合罐具

由罐具配用其他治疗仪而成。

<h1>附　录　B</h1>

（资料性附录）

不同体质人群拔罐操作方法

B.1　平和质（A型）

B.1.1　总体特征

阴阳气血调和，以体态适中、面色红润、精力充沛等为主要特征。

B.1.2　形体特征

体形匀称健壮。

B.1.3　常见表现

面色、肤色润泽，头发稠密有光泽，目光有神，鼻色明润，嗅觉通利，唇色红润，不易疲劳，精力充沛，耐受寒热，睡眠良好，胃纳佳，二便正常，舌色淡红，苔薄白，脉和缓有力。

B.1.4　心理特征

性格随和开朗。

B.1.5　发病倾向

平素患病较少。

B.1.6　对外界环境适应能力

对自然环境和社会环境适应能力较强。

B.1.7　拔罐操作方法

参照拔罐施术方法操作，无特殊注意事项。

B.2　气虚质（B型）

B.2.1　总体特征

元气不足，以疲乏、气短、自汗等气虚表现为主要特征。

B.2.2　形体特征

肌肉松软不实。

B.2.3　常见表现

平素语音低弱，气短懒言，容易疲乏，精神不振，易出汗，舌淡红，舌边有齿痕，脉弱。

B.2.4　心理特征

性格内向，不喜冒险。

B.2.5　发病倾向

易患感冒、脏器下垂等病；病后康复缓慢。

B.2.6　对外界环境适应能力

不耐受风、寒、暑、湿邪。

B.2.7　拔罐操作方法

参照拔罐施术方法操作，以闪罐法为主，可配合留罐，不宜走罐，拔罐强度宜轻，留罐时间宜短，5~7天一次。施术过程注意保暖，秋冬季节尤甚。施术后皮肤可能出现水泡，夏季及梅雨季节尤其明显，注意施术后处理。

B.3　阳虚质（C型）

B.3.1　总体特征

阳气不足，以畏寒怕冷、手足不温等虚寒表现为主要特征。

B.3.2 形体特征

肌肉松软不实。

B.3.3 常见表现

平素畏冷，手足不温，喜热饮食，精神不振，舌淡胖嫩，脉沉迟。

B.3.4 心理特征

性格多沉静、内向。

B.3.5 发病倾向：

易患痰饮、肿胀、泄泻等病；感邪易从寒化。

B.3.6 对外界环境适应能力

耐夏不耐冬；易感风、寒、湿邪。

B.3.7 拔罐操作方法

参照拔罐施术方法操作，闪罐法为主，可配合留罐，不宜走罐，拔罐强度宜轻，留罐时间宜短，5~7天一次。施术过程注意保暖，秋冬季节尤甚。施术后皮肤可能出现水泡，夏季、梅雨季节尤甚，注意施术后处理。

B.4 阴虚质（D型）

B.4.1 总体特征

阴液亏少，以口燥咽干、手足心热等虚热表现为主要特征。

B.4.2 形体特征

体形偏瘦。

B.4.3 常见表现

手足心热，口燥咽干，鼻微干，喜冷饮，大便干燥，舌红少津，脉细数。

B.4.4 心理特征

性情急躁，外向好动，活泼。

B.4.5 发病倾向

易患虚劳、失精、不寐等病；感邪易从热化。

B.4.6 对外界环境适应能力

耐冬不耐夏；不耐受暑、热、燥邪。

B.4.7 拔罐操作方法

参照拔罐施术方法操作，闪罐法为主，不宜留罐及走罐，闪罐强度宜轻，5~7天一次。

B.5 痰湿质（E型）

B.5.1 总体特征

痰湿凝聚，以形体肥胖、腹部肥满、口黏苔腻等痰湿表现为主要特征。

B.5.2 形体特征

体形肥胖，腹部肥满松软。

B.5.3 常见表现

面部皮肤油脂较多，多汗且黏，胸闷，痰多，口黏腻或甜，喜食肥甘甜腻，苔腻，脉滑。

B.5.4 心理特征

性格偏温和、稳重，多善于忍耐。

B.5.5 发病倾向

易患消渴、中风、胸痹等病。

B.5.6 对外界环境适应能力

对梅雨季节及湿重环境适应能力差。

B.5.7 拔罐操作方法

参照拔罐施术方法操作，可于背部膀胱经走罐，于相关背俞穴留罐，拔罐强度宜重，留罐时间5～10分钟，3～5天一次。施术后皮肤可能出现水泡，夏季、梅雨季节尤甚，注意施术后处理。

B.6 湿热质（F型）

B.6.1 总体特征

湿热内蕴，以面垢油光、口苦、苔黄腻等湿热表现为主要特征。

B.6.2 形体特征

形体中等或偏瘦。

B.6.3 常见表现

面垢油光，易生痤疮，口苦口干，身重困倦，大便黏滞不畅或燥结，小便短黄，男性易阴囊潮湿，女性易带下增多，舌质偏红，苔黄腻，脉滑数。

B.6.4 心理特征

容易心烦急躁。

B.6.5 发病倾向

易患疮疖、黄疸、热淋等病。

B.6.6 对外界环境适应能力

对夏末秋初湿热气候，湿重或气温偏高环境较难适应。

B.6.7 拔罐操作方法

参照拔罐施术方法操作，刺络拔罐为主，也可进行留罐及走罐，拔罐强度适中，留罐时间5～10分钟，3～5天一次。施术后皮肤可能出现水泡，夏季、梅雨季节及初秋尤甚，注意施术后处理。

B.7 血瘀质（G型）

B.7.1 总体特征

血行不畅，以肤色晦黯、舌质紫黯等血瘀表现为主要特征。

B.7.2 形体特征

胖瘦均见。

B.7.3 常见表现

肤色晦暗，色素沉着，容易出现瘀斑，口唇黯淡，舌黯或有瘀点，舌下络脉紫黯或增粗，脉涩。

B.7.4 心理特征

易烦，健忘。

B.7.5 发病倾向

易患癥瘕及痛证、血证等。

B.7.6 对外界环境适应能力

不耐受寒邪。

B.7.7 拔罐操作方法

参照拔罐施术方法操作，以刺络拔罐为主，也可进行留罐及走罐，拔罐强度宜重，留罐时间5～15分钟，2～3天一次。施术过程注意保暖，秋冬季节尤甚。

B.8 气郁质（H型）

B.8.1 总体特征

气机郁滞，以神情抑郁、忧虑脆弱等气郁表现为主要特征。

B.8.2 形体特征

形体瘦者为多。

B.8.3 常见表现

神情抑郁，情感脆弱，烦闷不乐，舌淡红，苔薄白，脉弦。

B.8.4 心理特征

性格内向不稳定、敏感多虑。

B.8.5 发病倾向

易患脏躁、梅核气、百合病及郁证等。

B.8.6 对外界环境适应能力

对精神刺激适应能力较差；不适应阴雨天气。

B.8.7 拔罐操作方法

闪罐或刺络拔罐为主，强度宜轻，可配合留罐，留罐时间5～10分钟，3～5天一次。施术过程注意保暖，秋冬季节尤甚。

B.9 特禀质（I型）

B.9.1 总体特征

先天失常，以生理缺陷、过敏反应等为主要特征。

B.9.2 形体特征

过敏体质者一般无特殊形态特征；先天禀赋异常者或有畸形，或有生理缺陷。

B.9.3 常见表现

过敏体质者常见哮喘、风团、咽痒、鼻塞、喷嚏等；患遗传性疾病者有垂直遗传、先天性、家族性特征；患胎传性疾病者具有母体影响胎儿个体生长发育及相关疾病特征。

B.9.4 心理特征

随禀质不同情况各异。

B.9.5 发病倾向

过敏体质者易患哮喘、荨麻疹、花粉症及药物过敏等；遗传疾病如血友病、先天愚型等；胎传疾病如五迟（立迟、行迟、发迟、齿迟和语迟）、五软（头软、项软、手足软、肌肉软、口软）、解颅、胎惊、胎痫等。

B.9.6 对外界环境适应能力

适应能力差，如过敏体质者对易致敏季节适应力差，易引发宿疾。

B.9.7 拔罐操作方法

以闪罐法为主，不宜走罐、留罐，闪罐强度宜轻，5～7天一次。施术过程注意保暖，秋冬季节尤甚。施术后皮肤可能出现水泡，夏季及梅雨季节尤其明显，注意施术后处理。有生理缺陷者，不宜拔罐。

附 录 C

（资料性附录）

拔罐疗法治未病推荐方案

C.1 预防脑卒中并发肩手综合征

操作方法：受术者取坐位或卧位，充分暴露肩背部皮肤。采用闪火法，取肩贞、肩髃、肩髎、天宗等穴，进行闪罐法、走罐法及留罐法操作；留罐时间5~10分钟，以皮肤潮红或紫红为度。治疗后用热毛巾擦干背部，协助受术者穿好衣服。

疗程：每周2~3次，4周1个疗程，疗程间隔1周。

> 推荐建议：脑卒中早期可应用拔罐疗法预防肩手综合征。可根据病情适当延长留罐时间。[GRADE 1C]

解释：本规范小组共纳入相关现代文献1篇，经综合分析，形成证据体发现，局部拔罐可降低脑卒中受术者肩手综合征患病率。证据体质量等级经GRADE评价后，因其纳入文献设计质量不高，最终证据体质量等级为低。经过专家意见共识，综合利弊平衡、受术者意愿、资源消耗与成本分析，并结合临床实际，对本方案进行强推荐。本推荐方案出自文献证据及专家共识，请根据临床实际情况酌情使用。

C.2 预防慢性疲劳综合征

操作方法：受术者取俯卧位，充分暴露背部皮肤。采用闪火法，进行闪罐法、走罐法及留罐法操作。闪罐：在背部两侧膀胱经大杼至关元俞、督脉大椎至长强分别闪罐3个来回。走罐：涂少量润滑油于受术者背部，沿督脉及膀胱经走向推罐3个来回，在背部两侧分别揉罐3次，再次沿督脉及膀胱经走罐1次。留罐：走罐后，沿受术者双侧膀胱经留罐，留罐时间5~10分钟。治疗后用热毛巾擦干背部，协助受术者穿好衣服。

疗程：每周2~3次，4周1个疗程，疗程间隔1周。

> 推荐意见：拔罐预防慢性疲劳综合征推荐以闪罐、走罐、留罐联合应用。[GRADE 1D]

解释：本规范小组共纳入相关现代文献3篇，经综合分析，形成证据体发现，背部拔罐可降低疲劳评定量表总分（FAI）、疲劳量表总分（FS-14）。证据体质量等级经GRADE评价后，因其纳入文献设计质量、精确性不高，最终证据体质量等级为极低。经过专家意见共识，综合利弊平衡、受术者意愿、资源消耗与成本分析，并结合临床实际，对本方案进行强推荐。本推荐方案出自文献证据及专家共识，请根据临床实际情况酌情使用。

C.3 预防亚健康状态

操作方法：受术者取俯卧位，充分暴露背部至腰骶部皮肤。采用闪火法，进行走罐法及揉罐法操作。以督脉和足太阳膀胱经左右第1、2侧线共5条纵线为走罐部位。先在背部、腰骶部涂上一层润滑油，再用罐口平滑的玻璃罐吸住皮肤，待罐吸紧后，以手推罐，沿5条循行线上下反复走罐，再分别于心俞、肝俞、脾俞、肾俞等部位各揉罐0.5~1分钟。若受术者局部有酸、麻、胀痛或刺痛的异常感觉出现，也应于这些部位各揉罐0.5分钟。当皮肤出现潮红或紫红色时则走罐结束。治疗后用热毛巾擦干背部，协助受术者穿好衣服。

疗程：每周2~3次，4周1个疗程，疗程间隔1周。

推荐方案：拔罐预防亚健康状态以背部督脉、膀胱经走罐为主，同时可配合局部经络辨证取穴。无法实施走罐者，可参考留罐法。[GRADE 1D]

解释：本规范小组共纳入相关现代文献 3 篇，经综合分析，形成证据体发现，背部走罐可提高亚健康状态的预防率。证据体质量等级经 GRADE 评价后，因其纳入文献设计质量、精确性不高，最终证据体质量等级为极低。经过专家意见共识，综合利弊平衡、受术者意愿、资源消耗与成本分析，并结合临床实际，对本方案进行强推荐。本推荐方案出自文献证据及专家共识，请根据临床实际情况酌情使用。

C.4 提高免疫功能

操作方法：受术者取俯卧位，充分暴露背部皮肤。采用闪火法，取双侧肺俞、脾俞、肾俞等穴，进行闪罐法及排罐法操作。留罐时间 5~10 分钟。

疗程：每周 2~3 次，4 周 1 个疗程，疗程间隔 1 周。

推荐建议：免疫功能低下，尤其是伴有呼吸系统疾病者，可参照本法操作。[GRADE 1C]

解释：本规范小组共纳入相关现代文献 1 篇，经综合分析，形成证据体发现，背部拔罐可提高免疫功能低下受术者血清免疫球蛋白 IgG、IgA、IgM 水平和 CD3、CD4、CD8 水平。证据体质量等级经 GRADE 评价后，因其纳入文献设计质量、精确性不高，最终证据体质量等级为低。经过专家意见共识，综合利弊平衡、受术者意愿、资源消耗与成本分析，并结合临床实际，对本方案进行强推荐。本推荐方案出自文献证据及专家共识，请根据临床实际情况酌情使用。

C.5 预防慢性疼痛发作

操作方法：受术者取合适体位，充分暴露操作部位皮肤。肢体（颈肩，腰背，四肢）常见反复疼痛部位取阿是穴；脏腑疼痛取其相应背俞穴。可采用留罐法操作，留罐时间一般为 5~10 分钟。若疼痛部位面积较广，可采用排罐法或走罐法操作，留罐时间 5~10 分钟。治疗后用热毛巾擦干走罐部位皮肤，协助受术者穿好衣服。

疗程：每周 2~3 次，4 周 1 个疗程，疗程间隔 1 周。

推荐建议：慢性疼痛反复发作，尤其是肢体部位疼痛，采用此方法进行预防性治疗。[Delphi 1IV]

解释：经过专家意见共识，综合利弊平衡、受术者意愿、资源消耗与成本分析，并结合临床实际，对本方案进行强推荐。本推荐方案出自专家共识，请根据临床实际情况酌情使用。

C.6 预防感冒

操作方法：受术者取合适体位，充分暴露操作部位皮肤。采用闪火法，取大椎、肺俞、足三里等穴，进行闪罐法及留罐法操作。闪罐频率 10~30 次/分钟，操作 3~5 分钟；留罐时间 5~10 分钟。

疗程：每周 2~3 次，4 周 1 个疗程，疗程间隔 1 周。

推荐建议：本方法对感冒有较好预防效果。[Delphi 1IV]

解释：经过专家意见共识，综合利弊平衡、受术者意愿、资源消耗与成本分析，并结合临床实际，对本方案进行强推荐。本推荐方案出自专家共识，请根据临床实际情况酌情使用。

C.7 预防功能性消化不良

操作方法：受术者取合适体位，充分暴露操作部位皮肤。取中脘、足三里、脾俞、胃俞等穴进行留罐法操作。留罐时间5~10分钟。

疗程：每周2~3次，4周1个疗程，疗程间隔1周。

> 推荐建议：功能性消化不良反复发作者，可应用此方法预防症状复发。[Delphi 1IV]

解释：经过专家意见共识，综合利弊平衡、受术者意愿、资源消耗与成本分析，并结合临床实际，对本方案进行强推荐。本推荐方案出自专家共识，请根据临床实际情况酌情使用。

C.8 预防睡眠障碍

操作方法：受术者取合适体位，充分暴露操作部位皮肤。采用闪火法，取中脘、足三里、心俞、脾俞、肝俞、胆俞、肾俞等穴，进行闪罐法及留罐法操作。留罐时间5~10分钟。

疗程：每周2~3次，4周1个疗程，疗程间隔1周。

> 推荐建议：各种原因引起的睡眠障碍间断发作者，可应用此方法达到预防效果。[Delphi 1IV]

解释：经过专家意见共识，综合利弊平衡、受术者意愿、资源消耗与成本分析，并结合临床实际，对本方案进行强推荐。本推荐方案出自专家共识，请根据临床实际情况酌情使用。

C.9 预防肥胖

操作方法：受术者取合适体位，充分暴露操作部位皮肤。采用闪火法，取天枢、中脘、足三里、丰隆、三阴交等穴及肥胖部位。肥胖部位可进行闪罐法操作，频率10~30次/分钟，操作3~5分钟；余穴可进行留罐法及刺络拔罐法操作，留罐时间5~10分钟。

疗程：每周2~3次，4周1个疗程，疗程间隔1周。

> 推荐建议：痰湿、血瘀体质者可应用此方法预防肥胖。[Delphi 1IV]

解释：经过专家意见共识，综合利弊平衡、受术者意愿、资源消耗与成本分析，并结合临床实际，对本方案进行强推荐。本推荐方案出自专家共识，请根据临床实际情况酌情使用。

C.10 预防颈型颈椎病发作

操作方法：受术者取坐位或俯卧位，充分暴露操作部位皮肤。取双侧颈夹脊穴、大杼穴等穴，进行走罐法操作，于颈夹脊穴至大杼穴之间由上至下走罐，直至皮肤红紫或出现紫红色斑点为度。治疗后用热毛巾擦干走罐部位皮肤，协助受术者穿好衣服。

疗程：每周2~3次，4周1个疗程，疗程间隔1周。

> 推荐建议：颈型颈椎病患者可依据此方法预防颈椎病发作。[Delphi 1IV]

解释：经过专家意见共识，综合利弊平衡、受术者意愿、资源消耗与成本分析，并结合临床实际，对本方案进行强推荐。本推荐方案出自专家共识，请根据临床实际情况酌情使用。

C.11 预防慢性荨麻疹

操作方法：受术者取合适体位，充分暴露操作部位皮肤。取神阙、肺俞、肝俞、脾俞等穴，选择中号或大号玻璃火罐用闪火法在神阙穴进行闪罐法操作，闪罐5~10次，频率20次/分钟。梅花针叩刺肺俞、肝俞、脾俞，以使局部皮肤潮红、微渗血为度，选择中号或大号玻璃火罐用闪罐法在刺络部位进行留罐，留罐时间5~10分钟。

疗程：每周2~3次，4周1个疗程，疗程间隔1周。

推荐建议：慢性荨麻疹间歇期患者，可用此方法预防或延长发作周期。[Delphi 1IV]

解释：经过专家意见共识，综合利弊平衡、受术者意愿、资源消耗与成本分析，并结合临床实际，对本方案进行强推荐。本推荐方案出自文献证据及专家共识，请根据临床实际情况酌情使用。

C.12 预防黄褐斑

操作方法：受术者取合适体位，充分暴露操作部位皮肤。发斑部位取穴：额部取阳白，鼻部取印堂，颧部取颧髎、四白，颊部取颊车，加天枢、足三里、肺俞、脾俞、肝俞、膈俞等穴。面部可用小号火罐进行闪罐法操作10～20次，或用小号抽气罐留罐5分钟。其余诸穴可采用闪罐法结合留罐法，闪罐频率10～30次/分钟，操作3～5分钟，留罐时间5～10分钟。

疗程：每周2～3次，4周1个疗程，疗程间隔1周。

推荐建议：黄褐斑初发者，可应用此方法预防病情进展。[Delphi 2IV]

解释：经过专家意见共识，综合利弊平衡、受术者意愿、资源消耗与成本分析，并结合临床实际，对本方案进行弱推荐。本推荐方案出自专家共识，请根据临床实际情况酌情使用。

C.13 预防功能性便秘

操作方法：受术者取俯卧位，充分暴露操作部位皮肤。取河车路（始于大椎穴，止于长强穴），以及大椎穴至长强穴为长度的脊柱两旁的3条线，即脊柱棘突连线旁开5分的第1条线，脊柱旁开1.5寸的第2条线，脊柱旁开3寸的第3条线。采用走罐法操作，每条线走罐3～5次，背部微微发红为度。治疗后用热毛巾擦干背部，协助受术者穿好衣服。

疗程：每周3～4次，4周1个疗程，疗程间隔1周。

推荐建议：有功能性便秘既往病史者，可应用此方法预防便秘发作。[Delphi 2IV]

解释：经过专家意见共识，综合利弊平衡、受术者意愿、资源消耗与成本分析，并结合临床实际，对本方案进行弱推荐。本推荐方案出自专家共识，请根据临床实际情况酌情使用。

C.14 预防肠易激综合征复发

操作方法：受术者取俯卧位，充分暴露操作部位皮肤。沿后背膀胱经从大杼至关元俞进行走罐法操作。走罐3～5次后在大肠俞进行留罐法操作。留罐时间5～10分钟。治疗后用热毛巾擦干背部，协助受术者穿好衣服。

疗程：每周2～3次，4周1个疗程，疗程间隔1周。

推荐建议：肠易激综合征患者可应用此方法预防发作。[Delphi 2IV]

解释：经过专家意见共识，综合利弊平衡、受术者意愿、资源消耗与成本分析，并结合临床实际，对本方案进行弱推荐。本推荐方案出自专家共识，请根据临床实际情况酌情使用。

C.15 预防腰椎间盘突出伴神经根症状复发

操作方法：受术者取俯卧位，充分暴露操作部位皮肤。用梅花针叩刺下腰部阿是穴，至皮肤微出血，再进行留罐法操作；配合病变部位所对应的夹脊穴、肾俞、大肠俞、次髎、环跳等穴进行留罐法或刺络拔罐法操作。留罐5～10分钟。

疗程：每周2～3次，4周1个疗程，疗程间隔1周。

推荐建议：有腰椎间盘突出伴神经根症状的既往史者可应用此方法预防症状复发。[Delphi 1IV]

解释：经过专家意见共识，综合利弊平衡、受术者意愿、资源消耗与成本分析，并结合临床实际，对本方案进行强推荐。本推荐方案出自专家共识，请根据临床实际情况酌情使用。

C.16 预防变应性鼻炎发作

操作方法：受术者取合适体位，充分暴露操作部位皮肤。取神阙、风门、肺俞、大椎等穴，神阙穴采用闪罐法5~10次，频率20次/分钟。余穴闪罐后进行留罐法或刺络拔罐法操作。留罐时间5~10分钟。

疗程：每周2~3次，4周1个疗程，疗程间隔1周。

> 推荐建议：变应性鼻炎患者在发作季节前可应用此方法预防鼻炎发作。［Delphi 1Ⅳ］

解释：经过专家意见共识，综合利弊平衡、受术者意愿、资源消耗与成本分析，并结合临床实际，对本方案进行强推荐。本推荐方案出自专家共识，请根据临床实际情况酌情使用。

C.17 预防哮喘急性发作

操作方法：受术者取合适体位，充分暴露操作部位皮肤。用梅花针轻叩大椎、两侧定喘、风门、肺俞、肩井、风池、大杼、心俞、脾俞、肾俞、大肠俞等穴，至局部皮肤略见潮红，但无出血，用排罐法在叩击穴位处留罐，也可采用刺络拔罐法。留罐时间5~10分钟。

疗程：每周2~3次，4周1个疗程，疗程间隔1周。

> 推荐建议：哮喘患者可应用此方法预防发作。［Delphi 1Ⅳ］

解释：经过专家意见共识，综合利弊平衡、受术者意愿、资源消耗与成本分析，并结合临床实际，对本方案进行强推荐。本推荐方案出自专家共识，请根据临床实际情况酌情使用。

C.18 预防原发性痛经发作

操作方法：受术者取合适体位，充分暴露操作部位皮肤。取血海、中极、关元、归来、肝俞、肾俞、膈俞、十七椎等穴，采用留罐法或刺络拔罐法操作。留罐时间5~10分钟。

疗程：每周2~3次，月经期间暂停治疗，每个月经周期为1个疗程。

> 推荐建议：原发性痛经患者，于月经前应用此方法，可预防痛经。［Delphi 1Ⅳ］

解释：经过专家意见共识，综合利弊平衡、受术者意愿、资源消耗与成本分析，并结合临床实际，对本方案进行强推荐。本推荐方案出自专家共识，请根据临床实际情况酌情使用。

C.19 改善过敏体质

操作方法：受术者取合适体位，充分暴露操作部位皮肤。取风门、肺俞、脾俞、足三里、神阙等穴。于神阙进行闪罐法操作，频率20次/分钟，操作0.5~1分钟。除神阙穴外，诸穴进行留罐法或刺络拔罐法操作。留罐时间5~10分钟。

疗程：每周2~3次，4周1个疗程，疗程间隔1周。

> 推荐建议：过敏体质患者可应用此方法预防过敏。［Delphi 2Ⅳ］

解释：经过专家意见共识，综合利弊平衡、受术者意愿、资源消耗与成本分析，并结合临床实际，对本方案进行弱推荐。本推荐方案出自文献证据及专家共识，请根据临床实际情况酌情使用。

C.20 预防性功能减退

操作方法：受术者取合适体位，充分暴露操作部位皮肤。取肾俞、三焦俞、关元、肝俞、章门等穴，采用留罐法操作。留罐时间5~10分钟。

疗程：每周 2~3 次，4 周 1 个疗程，疗程间隔 1 周。

推荐建议：男性患者可应用此方法预防性功能减退。[Delphi 2IV]

解释：经过专家意见共识，综合利弊平衡、受术者意愿、资源消耗与成本分析，并结合临床实际，对本方案进行弱推荐。本推荐方案出自文献证据及专家共识，请根据临床实际情况酌情使用。

C.21 延缓衰老

操作方法：受术者取合适体位，充分暴露操作部位皮肤。取各脏腑背俞穴以及足三里、关元等强壮穴。背俞穴可采用排罐法操作，留罐时间 5~10 分钟；余穴可采用留罐法操作，留罐时间 5~10 分钟。

疗程：每周 2~3 次，4 周 1 个疗程，疗程间隔 1 周。

推荐建议：此方法有较好的养生保健作用，可延缓衰老。[Delphi 2IV]

解释：经过专家意见共识，综合利弊平衡、受术者意愿、资源消耗与成本分析，并结合临床实际，对本方案进行弱推荐。本推荐方案出自专家共识，请根据临床实际情况酌情使用。

参 考 文 献

[1] 石学敏. 针灸学［M］. 北京：中国中医药出版社，2012.

[2] 陆寿康. 刺法灸法学［M］. 北京：中国中医药出版社，2011.

[3] 王富春. 刺法灸法学［M］. 第2版. 上海：上海科学技术出版社，2013.

[4] 方剑乔，王富春. 刺法灸法学（本科中医药类/针推学）［M］. 北京：人民卫生出版社，2012.

[5] 东贵荣，马铁明. 刺法灸法学［M］. 北京：中国中医药出版社，2012.

[6] 陶晓瑶，冯鑫鑫. 拔罐疗法预防恢复期脑卒中患者并发肩手综合征疗效观察［J］. 浙江中医杂志，2013，12（48）：919.

[7] 马沛珍. 针刺配合平衡火罐疗法治疗湿热内蕴型CFS的临床疗效观察［D］. 广州：广州中医药大学，2012.

[8] 吴向琼. 背部排罐配合中药治疗慢性疲劳综合征86例观察［J］. 实用中医药杂志，2012，28（10）：830-831.

[9] 郭春媛. 刺络拔罐治疗脾肾两虚型慢性疲劳综合征50例临床观察［J］. 浙江中医杂志，2007，42（3）：161-162.

[10] 赵霞. 针灸配合循经走罐调治亚健康状态的疗效观察：甘肃省中医药学会2010年会员代表大会暨学术年会论文汇编［C］. 甘肃：甘肃省中医药学会，2010：344-345.

[11] 徐立勇. 针刺走罐治疗亚健康状态36例临床观察［J］. 按摩与康复医学，2011，2（3）：34-35.

[12] 李净草，范郁山. 针灸配合背部走罐治疗亚健康状态临床观察［J］. 上海针灸杂志，2008，27（2）：8-9.

[13] 肖伟，汪瑛，孔红兵，等. 背俞穴拔罐对慢性阻塞性肺疾病稳定期患者免疫功能的影响［J］. 安徽中医学院学报，2010，29（5）：37-39.